출산의 기적
흙이 생명이다

정운천 지음
耕山 鄭雲天

WEMAKEBOOK

저자의 글

생명을 품는 밭을 가꾸며

경산(耕山) 정운천입니다. 농부로 출발했던 제 삶은 항상 땅과의 대화였습니다. 그리고 그 과정에서 배운 것은 하나입니다. 건강한 땅에서만 건강한 열매를 맺는다는 사실입니다. 이 원리는 우리 인간에게도 적용됩니다. 이 글에서 저는 땅의 원리로 난임 문제를 극복하기 위해 우리가 몸이라는 밭을 어떻게 가꿔야 하는지 이야기하고자 합니다.

 현대 사회에서 난임은 많은 가정과 사회, 그리고 민족의 미래에 관계되는 심각한 문제로 떠올랐습니다. OECD 국가중 출산율이 가장 낮고 약 20~30%의 부부가 난임 문제를 겪고 있으며, 이는 단순히 과학기술이나 의학의 발전만으로 해결되지 않는 어렵고 힘든 부분입니다.

 저는 우리의 식습관과 생활 방식이 생식 건강에 직접적인 영향을 미친다는 점을 오래 전부터 강조했습니다. 과거 우리 조상들은 건강한 아이를 낳기 위해 몸과 마음을 준비하며 부모로서의 역할을 심사숙고했습니다. 그러나 오늘날 우리는 패스트푸드, 가공식품, 과도한 스트레스로 인해 이러한 기본을 잊어버리고 말았습니다.

 수천 년간 이어져 온 우리 음식은 생명력과 영양분, 섬유질을 근본적인 가치로 여기고 있습니다. 천일염을 기초로 간장, 된장, 고추장, 김치, 젓갈 등 생명력이 강하고 영양과 섬유질이 풍부한 우리 전통 발효음식은 그 자체가 하나의 보약입니다. 조상들이 한 번도 먹어보지 못한 음식이 체내에 들어오면서 몸속에 독성이 축적되어 면역성이 약한 생식기능이 영향을 받아 불임률이 크게 증가하고 있습니다.

정상적인 남성의 경우 정자 수는 1ml당 1억 개 이상인데, 현대 남성의 정자 수가 4000만 마리 이하로 떨어지는 경우가 많고 결국 임신이 어려워지게 되었습니다. 현대 여성의 경우에도 난자 노화 현상이 일어나 20~30대 여성들의 난자 나이가 생물학적으로 40~50대 여성의 난자와 비슷한 경우가 많아졌고 결국 아이를 갖기 어려운 경우가 늘어나고 있습니다. 저출산의 위기에 직면한 대한민국이 심각성을 가지고 반드시 풀어야 할 숙제입니다.

한국의 음식문화는 예전에 자부심의 대상이었으나, 수입 농산물과 패스트푸드의 확산으로 점차 약화되고 있습니다. 특히, 1990년대 농산물 시장 개방과 수입 확대로 전통 농업과 식문화가 위기에 처할 수 있다는 우려가 현실임을 직시해야합니다. 이러한 변화는 단순히 농업의 문제를 넘어 국민의 건강과 생명력, 나아가 저출산 난임문제로 이어지고 있습니다.

2008년 이명박 정부 시절 초대 농림수산식품부 장관으로 취임하여 저출산 문제에 대해 본격적인 해결 방법을 찾기 시작했습니다. 이 문제로 고민하며 힘쓰다가 한식의 우수성에서 지혜를 찾을 수 있었습니다. 저는 한식의 우수성을 입증하기 위해 전북대학교 임상실험센터에 10억원의 용역을 의뢰했습니다. 일부에선 무모한 재정 낭비라는 비판이 없지 않았지만 확신을 갖고 추진했습니다. 결과는 놀라웠습니다. 일정 수의 실험 대상자를 두 그룹으로 나누어 한 그룹에는 된장, 고추장, 김치 중심의 한식을 제공했습니다. 다른 그룹에는 치킨, 햄버거, 피자, 돈가스 등의 양식을 제공해 정자의 수와 활동력 그리고 성인병 변화를 측정했습니다.

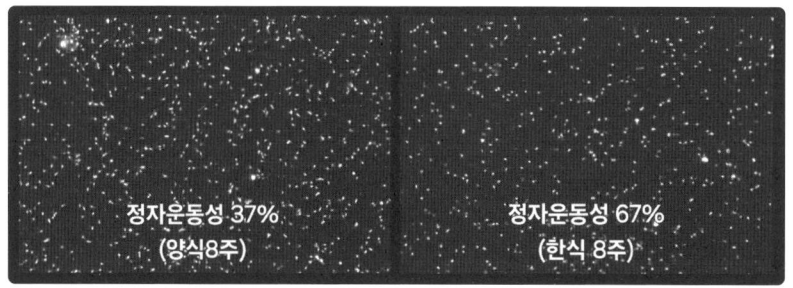

한식 8주 후의 정자운동성이 양식 8주 후의 정자운동성보다 활발함을 알 수 있다.

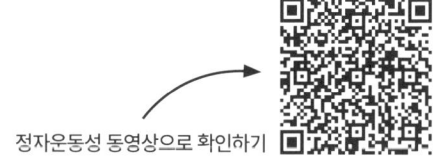

정자운동성 동영상으로 확인하기

그 결과는 한식을 먹은 그룹에서는 정자의 수가 눈에 띄게 증가한 반면, 양식을 먹은 그룹은 큰 차이가 없었고 한식을 먹은 그룹은 인슐린 분비량이 점점 줄어든 반면, 양식을 먹은 그룹은 오히려 증가하는 양상을 보였습니다. 혈중 중성지방 또한 한식보다 양식을 섭취한 그룹의 수치가 2배 이상 높게 나타났습니다.

또한 한식을 주로 하는 농촌 거주 40~50대 중년 세대보다 도시에 거주하는 20대의 정자 수가 훨씬 적다는 충격적인 결과가 도출됐습니다. 결론은 우리 전통 발효식품이 생식기능과 성인병 예방에 뛰어난 효과를 발휘한다는 사실이 임상실험 결과로 입증된 것입니다.

또 다른 시도를 통해서 역시 큰 성과가 있었습니다. 제가 해남 비닐하우스에서 지내며 참다래를 일구고 고구마 유통혁명을 일으키면서 배운 중요한 교훈으로 땅을 제대로 준비하지 않으면 아무리 좋은 씨앗도 좋은 열매를 맺을 수 없습니다. 우리의 몸도 마찬가지입니다. 생명을 품을 수 있는 몸을 만들기 위해 가장 먼저 해야 할 일은 역시 좋은 땅을 준비하듯 올바른 식습관으로 몸을 정화하는 것입니다.

전통 한식은 천일염으로 만든 발효식품, 신선한 채소, 섬유질이 풍부한 곡물로 구성되어 있습니다. 과학적으로도 입증된 바에 따르면, 한식은 정자의 운동성을 높이고, 난소와 자궁 건강을 개선하며, 몸을 자연스러운 상태로 회복시키는 데 도움을 줍니다.

개인적으로는 부부가 함께 난임 극복을 위해 몸을 만들고, 마음을 가다듬는 태도가 중요하다고 믿습니다. 패스트푸드와 과도한 육식을 줄이고, 계절에 맞는 한식을 먹는 작은 변화만으로도 생명력을 되찾는 사례를 많이 보았습니다.

농부로서 땅을 일구며 배운 경험을 통해, 생명은 준비된 몸과 마음에서 태어난다는 것을 깨달았습니다. 생명을 품기 위한 몸을 가꾸는 것은 단지 난임을 극복하는 것 이상의 의미가 있습니다. 이는 여러분 자신을 돌보고, 가정을 건강하게 만들며, 결국 우리의 삶을 풍요롭게 하는 일입니다.

이제 당장 시작합시다. 집에서 된장국 한 그릇을 끓이고, 따뜻한 현미밥에 김치를 그리고 채소를 곁들여보세요. 단순한 행동 하나가 여러분의 몸과 마음을 치유하고, 새 생명을 품는 길을 열어줄 것입니다.

이 글을 시작하면서 이렇게 말씀드리고 싶습니다. "된다, 된다, 꼭 된다!" 여러분의 노력은 반드시 결실을 맺을 것입니다. 생명을 품은 밭을 함께 가꾸어 나갑시다.

이 책이 나오기까지 도움을 주신 많은 분께 감사드립니다. 필자와 함께 평생 건강과 난임극복과 식생활 개선 운동을 함께 하고 있는 전북대학교 병원의 채수완 박사님과 온생명교육원 김인술 원장님께 존경과 감사를 표합니다. 아울러 재단법인 활농의 김성민 이사와 대표와 국민일보 전 국장 윤중식 작가님의 도움에도 감사를 드립니다.

차 례

저자의 글 / 생명을 품는 밭을 가꾸며 ·· 03

들어가는 말 / 저출산 시대, 대한민국에 닥친 생존의 도전 ··············· 14

제1부: 생명의 밭을 준비하다

1. 식생활 변화가 건강에 미친 영향 ··· 23
2. 저출산, 인구 절벽의 시작 ·· 26
3. 정치적, 사회적 구조의 한계 ·· 28
4. 난임과 불임의 증가 원인 ··· 30
5. 현대인의 식생활이 만든 위기 ·· 31
6. 패스트푸드와 환경 독소의 영향 ··· 33
7. 자연식 건강과 면역력 약화 ··· 36
8. 난임보다 더 큰 문제 유산 ··· 38

2장 생명을 잉태하는 전통의 지혜

1. 삼금이행법 : 조선시대 자식농사 짓는 법 ································· 40
2. 삼금이행법의 현대적 적용 ·· 44
3. 삼금이행법의 해외 사례 ··· 45
    (1) 유럽의 근친혼 금지와 유전적 건강 ··································· 45
    (2) 이스라엘의 자식농사 짓는 비결 ······································· 46
4. 보편적 지혜와 현대적 시사점 ·· 47

5. 조상의 섭리와 과학적 타당성 ·· 48
6. 현대 과학으로 본 전통적 지혜의 재발견 ································ 49
7. 자식 농사와 경건한 준비 ·· 51

제2부: 난임을 극복하는 실천법

1장 몸과 마음을 준비하라
1. 난임 극복을 위한 여정의 시작 ··· 56
2. 태교의 중요성 ·· 58
3. 균형 잡힌 식단과 스트레스 관리 ·· 60
4. 자연 임신을 위한 환경 조성 ··· 63
5. 난임 캠프의 성공 사례 ·· 64
6. 임신 성공의 비결 ··· 66

2장 패스트푸드의 유혹을 이겨내다
1. 현대인의 건강 위기 ··· 70
2. 비만, 성인병, 난임의 연결고리 ··· 71
3. 전통 식품 위주의 식생활 전환이 필요한 이유 ······················ 74

제3부: 땅과 한식, 생명을 살리다

1장 흙이 생명이다

1. 건강한 흙에서 건강한 몸···80
2. 땅과 몸의 공통된 위기: 오염과 쇠퇴···································81
3. 몸을 치유하는 방법: 땅을 살리는 방식에서 배우다················84

　(1) 조상들의 지혜···84
　(2) 왕의 식단에 드러난 생명··86
　(3) 난임과 불임 극복을 위한 전통 식단·······························89

4. 선진국들의 땅을 활용하는 지혜···90

　(1) 프랑스, 유기농과 전통적인 방법의 조화·························91
　(2) 일본, 자연농법과 발효식품의 전통································92
　(3) 미국과 영국, 산업화된 농업과 유기농의 결합··················92
　(4) 세계적인 농업 방식의 공통점과 한국의 독특한 특징·········93

5. 땅과 몸을 되살리기 위한 우리의 노력································94

　(1) 땅과 대화하며 자연과 조화를 이루다·····························94
　(2) 정부, 농업의 생태적 전환을 지원해야 한다····················95
　(3) 소비자, 지속 가능한 선택으로 변화를 이끌다·················96
　(4) 지속 가능성을 향한 길···97

2장 한식의 우수성을 입증하다

1. 전통 음식의 영양학적 가치 ·· 102
2. 된장, 고추장, 김치, 젓갈 : 발효의 힘 ······································ 105
3. 발효 음식과 천일염의 중요성 ···107
4. 건강을 위한 기본 재료, 천일염의 부활 ·································· 110
5. 한식이 정자 운동성과 생식 건강에 미치는 영향 ···················· 112
6. 전통 음식이 저출산 문제 해결에 기여하는 길 ························ 115

3장 글로벌 시대의 한식, 세상을 놀라게 하다

1. 한식 세계화 프로젝트 ··· 118
2. K-푸드가 만든 경제적 기회와 문화적 자부심 ························ 121

4장 한식의 세계화로 미래를 그리다

1. 국가식품클러스터와 전통 장류의 세계화 ······························· 124
2. 전통 장류의 세계화와 가치를 높이는 노력 ···························· 125
3. 글로벌 한식 ··· 126
4. 글로벌 가치를 향한 여정 ··· 126
5. 새로운 농업 정책 모델의 제시와 그 변화 ······························ 127

제4부: 농업의 패러다임을 바꾸다

1장 농업과 식품, 하나의 산업으로

1. 농림수산식품부의 탄생과 새로운 패러다임 … 131
2. 융합을 통한 무한한 확장 … 135
3. 농업에서 식품 산업으로의 전환 … 137
4. 식품 산업의 새로운 장을 열다 … 138
5. 과거와 현재를 넘어 미래를 향해 … 140

2장 위기를 기회로 만든 광우병 사태

1. 광우병 사태 … 143
2. 원산지 표시제도의 도입 … 147
3. 국내 농업과 축산업의 경쟁력 강화 … 149
4. 원산지 표시제의 국제 사례와 한국의 비교 … 152
5. 광우병과 원산지 표시제 … 154

3장 소금을 광물에서 식품으로 바꾸다

1. 소금, 광물이 식품이 되다 … 157
2. 천일염 산업의 혁신 … 160
3. 국내 소금 산업의 부흥과 세계적 가치 창출 … 162
4. 소금의 글로벌 활용과 생식 건강을 위한 선택 … 165

맺는 글 | 지속 가능한 대한민국과 다음 세대를 위한 작은 실천 … 171

부록

연구보고서 요약

1. 한식의 과학적 우수성 ·· 191
2. 전통음식과 한식의 우수성 ····································· 194
3. 한식과 서양식이 남성의 생식기능과 성기능에 미치는 영향 ····· 199
4. 일상 영양섭취가 남성 생식 및 성기능에 미치는 영향 ········· 204
5. 건강한 한국인 대상, 한식과 서양식의 혈당,
   인슐린 및 혈류역학에 미치는 영향 ··························· 210
6. 전통 고추장과 된장의 체지방 및 복부지방 감소 효과 ········· 213

태훈胎訓(태교胎敎)을 통한 인재보국(人才報國)으로 시작된 생명운동 ··········· 217

[첨부]

1. 난임치유 경향신문 기사 ·· 227
2. 출산율 향상을 위한 프로그램 내용 요약 ······················ 230
3. 교육 프로그램 ··· 235

들어가는 말

한민족은 수천 년 동안, 이 땅의 흙에서 나온 생명체(농산물)를 섭취하면서 대를 이어 살아온 민족입니다. 하지만 농산물이 개방된 지난 30여 년간 우리가 수천 년을 살아온 식생활 환경이 변하고 말았습니다. 밀가루 중심의 인스턴트 식품들이 일상 식품으로 우리 식탁을 점령했습니다.

우리 몸은 수천 년 동안 쌀 중심의 전통 발효식품을 섭취하면서 진화되어왔습니다. 그런데 한 번도 경험해보지 못한 식품들이 우리 몸에 들어오니 가장 크게 영향을 받은 것이 사람 씨앗인 정자와 난자입니다.

30년 전만 해도 동네에 난임으로 아기를 갖지 못한 집이 거의 없었습니다. 지난해 통계에 따르면 난임으로 고통받은 부모가 20~30%에 이르고 있다고 합니다.

난임 문제는 이제 심각한 사회문제로 떠올랐습니다. 인구소멸이라는 비상사태를 선언해도 모자랄 판입니다. 아무리 아이를 낳고 싶어도 그럴 수 없는 세상이 됐다는 것입니다. 15년 전인 농림수산식품부 장관 시절 한식 세계화를 통해 우리 전통 발효식품인 김치, 된장, 간장, 고추장, 젓갈을 5대 식품으로 선정해 한식 세계화를 선포했습니다.

최고의 건강식품인 발효식품의 뿌리인 천일염을 광물에서 식품으로 선정, 우리 식품의 우수성을 재발견하고 우리의 건강과 연결하게 하고자 했습니다.

벼농사도 땅을 가꾸고 못자리를 만들어서 건강한 볍씨를 심고 본답으로 이양할 때까지 2개월 동안 온갖 정성을 다 들입니다. 하물며 사람 농사짓는 일은 훨씬 더 소중한 일이 아니겠습니까? 우리나라는 조선시대부터 사람 농사짓는 법을 시행한 나라였습니다. 우리가 가장 우수한 두뇌를 가지고 있습니다. 이것이 우연은 아닐 것입니다.

이제 우리나라가 인구소멸의 시기를 벗어나는 방안의 하나로 건강한 아기를 탄생시키기 위하여 조상들의 지혜로 이어져 온 사람 농사짓는 법을 부활해야 합니다.

제가 참다래(키위)를 도입 정착시키고 바이오 고구마를 개발하면서 얻은 중요한 교훈은 땅을 제대로 준비하지 않으면 아무리 좋은 씨앗도 잘 자랄 수 없다는 사실입니다. 생명을 품을 수 있는 몸을 만들기 위해 올바른 식습관으로 몸을 정화해야 합니다.

전통 한식은 천일염으로 만든 발효식품, 신선한 채소, 섬유질이 풍부한 곡물로 구성되어 있습니다. 과학적으로 입증된 바에 따르면 한식은 정자의 운동성을 높이고, 난소와 자궁 건강을 개선하며, 몸을 자연스러운 상태로 회복시키는 데 도움을 줍니다.

생명을 품기 위한 몸을 가꾸는 것은 단지 난임을 극복하는 것 이상의 의미가 있습니다. 이는 여러분 자신을 돌보고 가정을 건강하게 만들며, 결국 우리의 삶을 풍요롭게 하는 일입니다.

이제 당장 시작합니다. 집에서 된장국 한 그릇을 끓이고, 채소를 곁들여 보세요. 단순한 행동 하나가 여러분의 몸과 마음을 치유하고, 새 생명을 품는 길을 열어줄 것입니다.

대한민국이 직면한 난임 문제는 단순히 개인의 고충이나 가정의 사소한 갈등을 넘어 국가의 존립을 위협하는 심각한 문제가 되었습니다. 불과 몇 세대 전만 해도 대가족 문화 속에서 아이들은 자연스럽게 태어나고 자랐습니다. 그때 난임 부부는 거의 찾아볼 수가 없었습니다. 하지만 오늘날, 난임 부부의 증가와 더불어 출산율 감소는 우리 사회의 인구 구조를 근본적으로 바꾸고 있습니다. 난임 문제는 개인의 생리적 어려움이나 가족의 선택 문제가 아니라, 국가의 미래와 직결된 생존의 문제입니다.

대한민국은 이미 전 세계에서 가장 낮은 출산율을 기록하고 있으며, 이는 단순한 숫자를 넘어 경제와 사회 구조 전반에 걸쳐 거대한 변화를 불러일으키고 있습니다. 경제 성장의 기틀을 닦아온 생산가능인구가 줄어들고, 그로 인해 경제적 활력이 약화되며, 장기적으로는 사회 시스템의 붕괴 가능성이 커지고 있습니다. 이러한 문제의 중심에 바로 난임이라는 보이지 않는 위기가 자리 잡고 있습니다.

우리는 난임 문제를 단순히 개인적 고충으로 바라보는 시각에서 벗어나야 합니다. 난임은 점점 더 많은 가정에서 함께 겪는 현실이며, 한국 사회 전반의 생태계를 위협하는 요소로 작용하고 있습니다. 여성의 경우 자궁 환경의 변화와 성조숙증, 조기 폐경 등 현대인의 생활방식이 난임의 주요 원인으로 지목되고 있습니다. 남성 또한 정자의 질 저하와 스트레스 등으로 아이를 갖기 어려운 환경입니다. 특히, 가공식품과 패스트푸드의 과잉 섭취, 불규칙한 생활습관, 과도한 업무 스트레스는 생물학적 건강을 악화시키며 난임을 부추기고 있습니다.

하지만 이 문제를 해결하려는 노력은 아직 충분하지 않습니다. 정부는 난임 부부를 위한 정책과 지원을 늘리고 있지만, 사회적 인식은 여전히 개인의 책임으로 귀결되는 경우가 많습니다. 또한 난임을 둘러싼 문화적 편견과 심리적 부담감은 많은 부부들이 이 문제를 외면하거나 해결을 포기하게 만듭니다. 난임은 더 이상 숨길 일이 아니며, 이를 공개적으로 논의하고 해결책을 모색해야 할 국가적 과제입니다.

난임 문제를 해결하기 위해서는 근본적인 변화가 필요합니다. 우리 사회는 건강한 출산 환경을 조성하기 위해 식생활 개선과 생활습관 변화를 장려해야 합니다. 전통 한식은 생명력을 강화하고 면역 체계를 튼튼히 하는 데 중요한 역할을 할 수 있습니다. 예컨대, 발효식품은 신체의 밸런스를 유지하고 생식 기능을 강화하는 데 도움이 된다는 연구 결과도 있습니다. 한식의 가치를 재발견하고 이를 생활화하는 노력은 단순히 건강을 회복하는 것을 넘어, 새로운 생명을 맞이할 준비를 돕는 밑바탕이 될 것입니다.

학교와 지역사회, 직장 등 다양한 공간에서 난임 예방과 관리의 중요성을 가르치고, 건강한 생활습관을 장려하는 문화가 필요합니다. 식생활 교육과 캠페인을 통해 난임 문제에 대한 인식을 전환해야 합니다. 난임은 단순히 개인의 문제가 아니라 대한민국의 미래와 직결된 문제임을 널리 알리는 것이 중요합니다.

식사는 단순히 배를 채우는 일이 아닙니다. 우리의 몸을 만드는 재료이자 삶의 질을 결정짓는 중요한 요소입니다. 특히 새로운 생명을 품고 탄생시키는 데 있어 식생활은 필수적인 역할을 합니다. 현대에 들어 난임은 점점 더 많은 부부에게 현실이 되고 있습니다. 이는 단순히 개인적 어려움에 그치지 않고, 사회 전체에 걸친 도전 과제가 되고 있습니다.

전통 의학서 '동의보감'에는 생식 건강을 위한 음식과 약재에 대한 기록이 상세히 나와 있습니다. 예를 들어 발효식품인 된장과 간장, 천일염 등은 면역력을 높이고 몸의 밸런스를 유지하는 데 유익한 재료로 사용되었습니다. 또한 대추나 마 같은 재료는 생식능력을 북돋우는 음식으로 권장되었습니다. 이는 단지 과거의 지식이 아니라, 오늘날에도 생식 건강에 효과적이라는 과학적 근거가 뒷받침되고 있습니다.

하지만 현대 사회에서는 이러한 지혜를 외면하고 있습니다. 패스트푸드, 고가공식품, 스트레스, 그리고 불규칙한 생활습관은 난임 문제를 악화시키는 주요 원인으로 지목됩니다. 한 예로, 정자의 질이 떨어지고 난자의 노화가 빨라지는 현상이 나타나고 있습니다. 특히 과잉 섭취된 가공식품과 인스턴트 음식은 몸에 독소를 축적하고, 건강한 생식 환경을 방해하고 있습니다.

식생활 개선이 난임 문제를 해결하는 데 큰 도움이 된 사례는 이미 잘 알려졌습니다. 최근 연구에 따르면, 발효식품을 포함한 한식 위주의 식단은 정자의 운동성을 크게 개선하고 여성의 자궁 환경을 안정화시키는 데 효과적입니다. 한 부부는 패스트푸드 중심의 식단에서 벗어나 된장국, 나물 반찬, 신선한 채소와 곡물을 중심으로 식사를 바꿨습니다. 1년 뒤, 이들은 건강한 임신에 성공했습니다. 단순한 식단 변화였지만, 그 과정은 몸과 마음을 가꾸는 기회가 되었습니다.

지금 우리가 해야 할 일은 명확합니다. 함께 문제를 인식하고, 해결책을 실천하며, 희망을 키워나갑시다.

제 1 부

생명의 밭을
준비하다

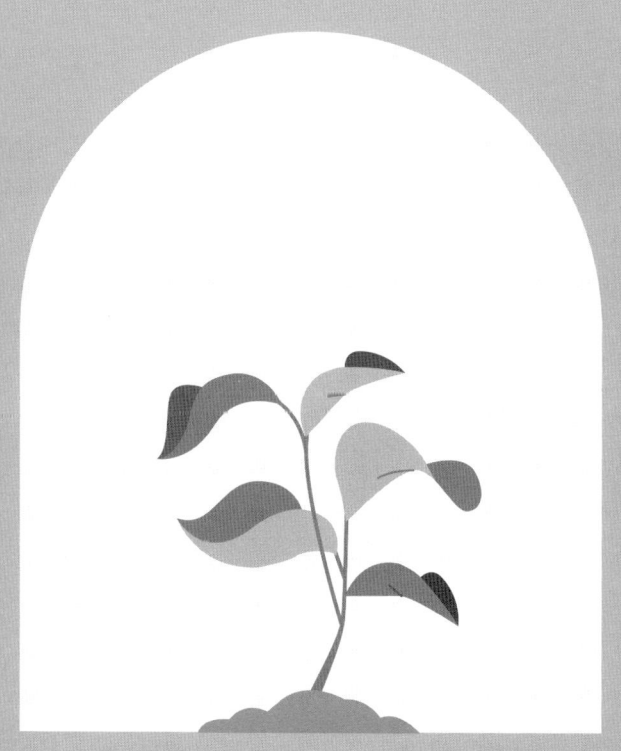

1장

아이가 태어나지 않는
이유를 찾다

1. 식생활 변화가 건강에 미친 영향

아이를 얻는 일은 단순히 자연스럽게 주어지는 축복이 아닙니다. 그것은 하나의 준비 과정이며, 우리의 몸과 마음이라는 밭을 어떻게 갈고 가꾸는지에 따라 결실로 이어지는 일입니다. 하지만 오늘날, 점점 더 많은 가정이 난임이라는 현실과 마주하고 있습니다.

현대 사회에서 난임이 증가하는 이유는 단순하지 않습니다. 우리의 생활방식은 빠르게 변화했지만, 그 변화는 언제나 긍정적이지는 않았습니다. 특히 식생활의 변화는 생식 건강에 큰 영향을 미쳤습니다. 패스트푸드와 가공식품이 일상이 되면서, 우리의 몸은 과잉 칼로리와 부족한 영양소로 균형을 잃기 시작했습니다. 이런 음식들은 단순히 체중 증가만을 초래하는 것이 아니라 몸에 독소를 축적하고, 면역 체계를 약화시키며, 건강을 방해합니다.

여기에 더해 환경적 독소와 화학물질의 노출은 생식력을 더욱 저하시킵니다. 미세플라스틱, 대기오염, 살충제 등 현대인이 일상적으로 접하는 독성 물질들은 우리 몸속에 축적되어 면역력을 약화시키고, 생식 능력에 직접적인 영향을 미칩니다. 이는 단순히 여성의 자궁 환경을 악화시키는 것에 그치지 않고, 남성의 정자 운동성을 저하시키며, 건강한 임신을 어렵게 만듭니다.

과거의 지혜 속에서도 우리는 생명을 잉태하기 위한 고민의 흔적을 발견할 수 있습니다. 조상들은 아이를 얻기 위한 준비를 농사에 비유했습니다. 벼농사를 지을 때, 논을 갈고 물을 대며 씨를 심는 준비 과정이 필요하듯, 생명을 얻기 위해 부모가 몸과 마음을 정화하고 경건한 태도로 준비하는 것이 중요했습니다.

남성은 양기를 북돋우는 음식을 섭취했고, 여성은 자궁의 건강을 유지하기 위해 특별한 의식을 치르며 준비했습니다. 이 과정에서 신체뿐만 아니라 마음을 가다듬는 것이 큰 비중을 차지했습니다.

특히 전통적으로 결혼의 날을 정하는 과정에서도 조상의 지혜를 엿볼 수 있습니다. 이는 단순한 형식이 아니라, 자연의 순리와 인간의 생리적 리듬을 고려한 과학적인 선택이었습니다. 조상들은 자연의 흐름에 따라 몸과 마음이 최상의 상태가 될 수 있는 시기를 신중히 선택했습니다.

현대에 들어 우리는 이러한 전통적 지혜를 과학적으로 재해석할 필요가 있습니다. 단순히 전통을 되살리는 것이 아니라, 그것을 현대의 생활방식과 접목하여 실천 가능한 방식으로 변화시키는 것입니다. 생명을 잉태하기 위한 조상의 지혜는 단지 과거의 유물이 아니라, 오늘날에도 여전히 유효한 답을 담고 있습니다.

난임은 또 다른 문제와 연결됩니다. 바로 인구 절벽의 시작이라는 사실입니다. 낮아진 출산율과 맞물린 난임 문제는 우리 사회의 미래를 위협하는 경고음과도 같습니다. 이 문제는 단지 개인의 어려움에 국한되지 않으며, 국가와 사회가 모두 함께 풀어야 할 문제로 다가오고 있습니다. 하지만 이 문제를 해결하려는 노력은 여전히 부족하며, 사회적 인식과 정책의 한계가 분명히 존재합니다.

난임 문제를 해결하기 위해서는 우리의 몸과 마음을 다시 밭처럼 가꾸는 노력이 필요합니다. 전통적인 지혜와 현대 과학이 만나는 접점에서, 우리는 새로운 생명을 맞이할 준비를 시작할 수 있습니다. 생명의 밭을 갈아 준비하는 일은 단순히 한 세대의 문제가 아니라, 우리의 삶과 미래를 위한 가장 근본적인 작업입니다.

2. 저출산, 인구 절벽의 시작

한때 아이들이 시끌벅적 뛰놀던 대한민국의 골목길이 조용해졌습니다. 학교 운동장은 텅 비어가고, 젊은 세대의 웃음소리 대신 고령화된 인구의 한숨이 점점 더 크게 들립니다. 이 무서운 변화는 단순한 사회적 흐름이 아닙니다. 이는 난임 문제와 맞물려 인구 절벽이라는 심각한 도전으로 이어지고 있습니다.

대한민국은 20세기 중반까지만 해도 높은 출산율로 인해 '인구 폭발'이라는 위기에 직면한 적이 있었습니다. 하지만 정부가 1960년대부터 적극적으로 추진한 가족계획 정책은 이 흐름을 급격히 변화시켰습니다. "둘만 낳아 잘 기르자"는 구호가 사회에 퍼지며 출산율 억제가 정책의 초점이 되었고, 이러한 변화는 1980년대까지도 이어졌습니다. 당시 정책은 어느 정도 성공했지만, 이후 예상보다 훨씬 낮아진 출산율은 또 다른 문제를 야기했습니다.

1990년대에 들어서며 한국은 급격히 낮아진 출산율로 인해 인구 정체와 고령화를 동시에 경험하기 시작했습니다. 이러한 현상은 단지 경제적인 문제가 아니라 사회적, 문화적 구조의 변화를 촉발했습니다. 전통적인 대가족 문화가 해체되고, 개인주의와 경제적 부담이 결혼과 출산을 미루게 만들었습니다. 특히 여성들이 직장에서의 성취와 가정생활 사이에서 갈등하며 출산을 포기하는 경우가 늘어났습니다.

이러한 변화 속에서 난임 문제는 더욱 두드러졌습니다. 현대 사회의 빠른 생활방식과 잘못된 식습관, 환경적 독소, 과도한 스트레스는 생식 건강에 큰 타격을 주었습니다. 많은 부부가 자발적으로 아이를 낳지 않는 것뿐 아니라, 아이를 원해도 생물학적 한계로 인해 갖지 못하는 사례가 급증하고 있습니다. 과학 기술의 발달에도 불구하고 난임은 여전히 고통스러운 문제로 남아 있습니다.

난임 문제는 단지 개인의 고통으로 끝나지 않습니다. 이는 국가적인 차원에서 해결해야 할 과제이며, 인구 절벽 현상과 밀접하게 연결됩니다.

더 나아가 이 문제는 단지 대한민국에 국한되지 않고, 전 세계적으로도 심각한 문제로 부각되고 있습니다. 일본과 이탈리아 같은 국가들은 이미 출산율 감소와 난임 문제로 인해 경제적, 사회적 위기를 맞고 있습니다. 대한민국은 이 문제를 미리 인식하고, 적극적으로 해결책을 모색하지 않는다면 유사한 길을 걷게 될 가능성이 높습니다.

그렇다면 대한민국은 이 문제에 어떻게 대처해야 할까요? 난임 문제에 대한 사회적 인식을 변화시키는 것이 중요합니다. 난임은 단지 개인적인 문제가 아니라, 국가와 사회가 함께 해결해야 할 공공의 과제라는 점을 분명히 해야 합니다.

이제 우리는 아이가 태어나지 않는 이유를 단지 개인의 문제로 치부해서는 안 됩니다. 난임은 인구 절벽으로 이어지는 큰 흐름의 일부이며, 이를 해결하지 않으면 한국 사회는 회복하기 어려운 위기에 직면할 것입니다. 대한민국은 이미 수많은 도전을 극복하며 성장해 왔습니다. 이제는 난임 문제를 직시하고, 인구 절벽을 넘어설 새로운 해법을 찾아야 할 때입니다.

3. 정치적, 사회적 구조의 한계

난임 문제는 단순히 개인의 고충을 넘어 국가와 사회가 함께 해결해야 할 복잡한 과제입니다. 하지만 이를 해결하려는 과정에서 우리는 정치적·사회적 구조의 한계를 마주하게 됩니다. 정책의 일관성 부족, 불평등한 의료 접근성, 그리고 사회적 인식 부족은 모두 난임 문제 해결을 가로막는 장애물입니다. 이러한 한계를 넘어 효과적인 대책을 마련하기 위해 정부의 역할과 사회적 변화가 필요합니다.

대한민국 정부는 2000년대 초반부터 저출산 문제를 해결하기 위해 다양한 정책을 도입했습니다. 2005년 제정된 '저출산·고령사회 기본법'은 출산율 감소와 고령화 문제를 국가적 차원에서 해결하고자 한 첫 시도였습니다. 하지만 초기 정책들은 주로 다자녀 가정을 위한 보조금 지급이나 일시적인 경제적 지원에 초점을 맞췄습니다. 난임 문제는 그 속에서 출산율 문제의 하위 항목으로 간주되어, 난임 부부가 겪는 근본적 문제에 대한 세밀한 대책은 부족했습니다.

난임을 둘러싼 사회적 인식도 문제를 심화시킵니다. 난임은 종종 개인의 문제로 취급되거나, 여성의 책임으로 여겨지는 경우가 많습니다.

이는 부부가 함께 치료를 받아야 할 문제임에도 불구하고, 여성에게만 부담을 지우는 결과를 낳습니다. 사회적 편견과 심리적 부담은 많은 부부가 치료를 시작하기조차 어렵게 만듭니다.

난임 문제를 해결하기 위해 정부는 좀 더 적극적인 역할을 해야 합니다. 가장 시급한 것은 난임 치료비 지원을 확대하는 일입니다. 현재의 지원은 소득에 따라 제한적으로 제공되지만, 난임 치료의 특성상 소득 수준에 관계없이 모든 계층이 높은 비용 부담을 느낍니다. 치료비 지원을 보편화하고, 치료 과정에서 드는 부대비용까지 포괄하는 정책이 필요합니다.

그리고 사회적 변화 역시 반드시 동반되어야 합니다. 난임은 더 이상 개인의 문제로 치부될 수 없습니다. 이를 해결하기 위해서는 난임에 대한 인식을 바꾸고, 생식 건강에 대한 교육을 확대해야 합니다. 학교와 직장에서 생식 건강의 중요성을 가르치고, 난임 예방과 치료 과정에서 부부가 함께 참여하는 문화를 만들어야 합니다.

또한 해외에서 난임 문제를 해결하기 위한 다양한 시례도 배워야 합니다. 덴마크와 스웨덴 같은 국가들은 난임 치료비를 전액 지원하며, 생식 건강에 대한 공공 교육을 강화해 출산율 문제를 해결하려는 노력을 이어가고 있습니다. 이러한 사례는 우리가 난임 문제를 효과적으로 해결하기 위해 어떤 방향으로 나아가야 하는지 알려줍니다.

난임 문제는 단순히 한 가정의 이야기가 아니라, 대한민국의 미래를 좌우할 중요한 과제입니다. 이를 해결하기 위해 정부와 사회가 함께 나서야 하며, 체계적인 정책과 인식 변화가 절실합니다. 난임을 둘러싼 구조적 한계를 극복할 때, 비로소 우리 사회는 새로운 희망을 품을 수 있을 것입니다.

4. 난임과 불임의 증가 원인

난임과 불임은 생명을 잉태하는 능력의 장애를 말합니다. 이 두 용어는 비슷하게 들리지만, 본질적으로 차이가 있습니다. 난임은 부부가 일정 기간 동안(보통 1년 이상) 노력했음에도 불구하고 임신에 실패하는 상태를 의미하며, 그 과정에서 치료나 시간이 필요한 경우를 포함합니다. 반면 불임은 생물학적 혹은 의학적 이유로 더 이상 임신이 불가능한 상태를 지칭합니다. 이 두 문제는 오늘날 많은 가정이 겪는 현실이며, 개인적 고통을 넘어 사회적 문제로 확산되고 있습니다.

현대에 들어 난임과 불임의 주요 원인은 복합적이고 다양합니다. 생활방식의 변화는 가장 큰 요인 중 하나로 꼽힙니다. 스트레스, 불규칙한 식습관, 과도한 가공식품 섭취, 운동 부족 등은 생식 건강에 부정적인 영향을 미칩니다. 환경오염과 화학물질 노출도 난임율을 높이는 중요한 요인입니다. 예컨대, 대기오염, 미세플라스틱, 농약 등은 생식기관에 직접적인 영향을 미쳐 남성의 정자 운동성과 여성의 난자 질을 떨어뜨립니다.

난임과 불임은 신체적인 고통뿐만 아니라, 정서적인 어려움도 수반합니다. 아이를 간절히 원하지만 얻지 못하는 상황은 많은 부부에게 큰 심리적 부담이 됩니다. 이는 개인적 자존감을 손상시키고, 부부 관계에도 긴장을 초래할 수 있습니다. 특히 사회적 편견과 시선은 난임 부부가 느끼는 고통을 배가시킵니다.

5. 현대인의 식생활이 만든 위기

오늘날 우리는 음식이 풍족한 시대를 살고 있습니다. 편리함과 빠른 선택을 추구하는 현대인의 식습관은 과거와 비교할 때 겉으로는 풍요로워 보입니다. 하지만 이러한 풍요 속에는 심각한 문제와 위기가 숨어 있습니다. 우리의 조상들은 부족한 환경에서도 자연에서 얻을 수 있는 식재료로 건강을 유지하려 노력했습니다. 반면 현대인의 식습관은 과도한 가공식품, 패스트푸드, 화학첨가물로 인해 건강에 치명적인 영향을 미치고 있습니다.

과거 우리의 조상들은 단순하지만 건강한 식생활을 유지했습니다. 조선 시대에는 식사를 크게 곡물, 채소, 발효식품으로 나누어 분류했습니다. 밥은 항상 식사의 중심이었으며, 된장과 간장, 김치 같은 발효식품은 부족한 단백질과 비타민을 보충하는 역할을 했습니다. 고기는 귀한 음식이었기에 특별한 날에만 먹을 수 있었고, 일상적으로는 나물과 제철 과일, 곡물로 영양을 섭취했습니다.

발효식품은 특히 조상의 식단에서 중요한 위치를 차지했습니다. 된장과 간장은 자연 발효 과정을 거치며 유익한 미생물을 포함하고 있었고, 이는 소화 기능을 돕고 면역 체계를 강화했습니다. 김치 역시 다양한 채소와 발효 과정을 통해 풍부한 비타민과 섬유질을 제공했습니다. 이러한 음식은 부족한 환경에서도 자연스럽게 생태적 균형을 이루어, 생식 건강에도 긍정적인 영향을 미쳤습니다.

하지만 현대인의 식단은 과거와 전혀 다른 모습을 보이고 있습니다. 패스트푸드와 가공식품이 현대 식생활의 중심이 되면서, 과도한 설탕, 소금, 포화지방 섭취가 보편화되었습니다. 이로 인해 비만, 당뇨, 고혈압 같은 만성질환이 급증했으며, 이는 단순히 건강 문제에 그치지 않고 생식력 저하로 이어지고 있습니다. 특히 젊은 세대의 난임과 불임 문제는 식생활과 밀접한 연관이 있습니다.

결혼 후 난임 문제를 겪는 신혼부부의 경우, 이러한 현대 식습관의 부정적인 영향을 여실히 보여줍니다. 한 번도 먹어보지 못한 음식이 몸에 들어오면 몸은 생식 능력을 약화시키고, 자궁 환경과 정자 운동성에까지 영향을 미칩니다. 패스트푸드와 인스턴트 음식에 포함된 화학첨가물과 인공 감미료는 호르몬 균형을 방해하며, 이는 여성의 난소 기능과 남성의 정자 질 저하로 이어질 수 있습니다.

더 큰 문제는 패스트푸드에 사용되는 화학 첨가물과 환경적 독소입니다. 가공식품과 패스트푸드의 주된 원료는 장기 보존을 위해 화학 물질로 처리되며, 이는 우리 몸에 축적되어 만성 염증을 유발합니다. 또한, 패스트푸드 산업에서 사용되는 포장재와 조리 과정에서 생성되는 환경 독소는 생식 기관뿐만 아니라 면역 체계와 신경계에도 악영향을 미칩니다.

식습관이 초래한 위기는 단순히 개인 건강의 문제로 끝나지 않습니다. 이는 가족, 사회, 나아가 국가의 지속 가능성에도 직접적인 영향을 미칩니다. 우리의 조상들이 부족한 환경 속에서도 자연과 조화를 이루며 유지했던 건강한 식생활의 지혜를 되새길 때입니다. 빠르고 간편하지만 해로운 음식을 선택하기보다, 몸과 마음에 이로운 음식을 다시 우리의 식탁 위로 불러오는 것이 지금 가장 시급한 과제일 것입니다.

6. 패스트푸드와 환경 독소의 영향

패스트푸드는 현대인의 식탁을 지배하는 대표적인 음식 중 하나입니다. 이름 그대로 빠르고 간편하게 먹을 수 있는 음식을 의미하며, 햄버거, 피자, 프라이드치킨, 감자튀김, 샌드위치, 탄산음료 등이 그 대표적인 예입니다. 이러한 음식들은 저렴한 가격과 짧은 조리 시간, 그리고 강렬한 맛으로 사람들에게 매력을 줍니다. 하지만 이처럼 매력적인 패스트푸드의 이면에는 건강을 위협하는 독소와 문제들이 숨겨져 있습니다.

현대인이 패스트푸드를 즐기는 이유는 다양합니다. 바쁜 일상 속에서 시간을 절약할 수 있다는 편리함, 짠맛과 단맛의 강한 음식이 주는 즉각적인 만족감, 그리고 전 세계 어디서든 동일한 맛을 제공하는 균일

함이 그 이유입니다. 특히 광고와 마케팅은 패스트푸드를 단순한 음식이 아닌 생활의 일부가 되었고 이를 더욱 친숙하게 만듭니다. 하지만 이러한 음식이 주는 즐거움은 단기적일 뿐, 그로 인해 발생하는 건강 문제는 장기적이고 치명적입니다.

패스트푸드는 영양가가 낮고 독소 함유량이 높다는 점에서 문제가 큽니다. 우선, 패스트푸드에는 다량의 방부제, 인공색소, 향미증진제 등이 포함됩니다. 방부제인 나트륨벤조에이트는 음식의 신선도를 유지하는 데 사용되지만 과다 섭취 시, 간과 신장에 부담을 주고 호르몬 균형을 방해할 수 있습니다. 인공색소는 음식의 시각적 매력을 높이지만, 신경 독성을 유발할 가능성이 있는 것으로 알려져 있습니다. 향미증진제인 MSG(글루탐산 나트륨)는 음식의 감칠맛을 높이지만 과다 섭취 시, 신경계와 내분비계를 교란할 위험이 있습니다.

또한, 패스트푸드의 조리 과정에서 생성되는 독소도 심각한 문제입니다. 예를 들어, 고온에서 조리된 튀김류는 아크릴아마이드라는 물질을 생성합니다. 이 화학물질은 암을 유발할 수 있는 잠재적 독소로 분류되며, 생식 기관에도 악영향을 미칠 수 있습니다. 또한, 플라스틱 포장재에 포함된 프탈레이트는 내분비계에 혼란을 주어 불임과 관련된 호르몬 장애를 유발합니다.

이러한 독소들은 생식 건강에 특히 해롭습니다. 여성의 경우, 패스트푸드에 포함된 화학물질과 과도한 포화지방 섭취는 난소 기능 저하와 자궁 내막 환경 악화를 초래할 수 있습니다. 남성에게는 정자의 질을 낮추고 운동성을 감소시키는 영향을 미칩니다. 더 나아가 이러한 음식이 유발하는 만성 염증은 생식 건강뿐 아니라 면역 체계를 약화시켜 전반적인 건강을 저하시킵니다.

패스트푸드의 영향은 단순히 한 세대에 그치지 않습니다. 환경 독소는 체내에 축적되어 다음 세대에까지 영향을 미칠 수 있습니다. 예컨대, 임신 중인 여성의 경우, 독소에 노출되면 태아의 발달에 영향을 줄 수 있으며, 이는 출산 이후 아이의 건강 문제로 이어질 가능성이 높습니다.

이러한 위기를 극복하려면 우리는 먼저 식습관을 바꾸는 노력이 필요합니다. 신선한 재료를 사용한 음식, 자연에서 얻은 식재료로 만든 균형 잡힌 식사가 필수적입니다. 또한, 식품 선택 시 첨가물이 적고 가공도가 낮은 제품을 고르는 것이 중요합니다.

더 나아가 건강을 강화하기 위해 면역력을 높이는 음식과 생활 습관이 필요합니다. 발효식품, 신선한 채소와 과일, 고섬유질 곡물 등은 몸의 균형을 유지하고 독소를 해독하는 데 도움을 줍니다. 규칙적인 운동과 충분한 수면은 신체를 활성화하며, 독소를 배출하는 데 중요한 역할을 합니다.

패스트푸드는 단순히 빠르고 간편한 음식이 아닙니다. 이는 현대인의 건강과 환경에 큰 영향을 미치는 문제로, 우리가 신중하게 다뤄야 할 대상입니다. 우리의 식탁에서 패스트푸드가 차지하는 비중을 줄이고, 자연에 가까운 음식을 선택함으로써 건강한 미래를 만들어 갈 수 있습니다. 건강한 식습관은 단지 개인의 문제가 아니라, 생명을 잉태하고 유지하는 데 있어 가장 기본적인 시작점입니다

7. 자연식 건강과 면역력 약화

우리의 건강은 음식에서 시작됩니다. 음식은 단순한 에너지원이 아니라, 우리 몸이 어떻게 기능하고, 치유하며, 생명을 잉태할 준비를 하는지에 직접적인 영향을 미칩니다.

최근 많은 사람들 사이에서 자연식이 주목받고 있습니다. 자연식이란 가공이나 조리가 거의 이루어지지 않은 신선한 음식을 섭취하는 식습관을 의미합니다. 주로 신선한 채소, 과일, 견과류, 씨앗, 그리고 발효식품이 포함되며, 이는 본래의 영양소와 효소를 온전히 유지하고 있어 건강에 긍정적인 영향을 미칩니다.

자연식은 면역 체계를 강화하는 데 탁월한 역할을 합니다. 반면, 현대인이 흔히 섭취하는 패스트푸드는 면역력을 약화시키는 주범 중 하나로 꼽힙니다. 고도의 가공식품과 패스트푸드는 첨가물, 과도한 설탕과 정제염, 트랜스지방을 포함하고 있어 우리 몸에 염증을 유발하고, 소화기관을 약화시킵니다. 이로 인해 면역 체계가 제대로 작동하지 못하게 되며, 감염과 질병에 더 쉽게 노출됩니다.

자연식은 이러한 패스트푸드의 해로운 영향을 상쇄할 수 있는 강력한 대안입니다. 신선한 생식은 다량의 항산화제, 비타민, 미네랄을 함유

하고 있어 체내 독소를 제거하고 세포 재생을 돕습니다. 특히 생식에 포함된 효소는 소화 과정을 돕고, 몸에 필요한 영양소를 더 효율적으로 흡수할 수 있도록 해줍니다. 이는 면역 체계를 강화하고, 신체가 외부의 유해한 환경 요인에 저항할 수 있는 능력을 높이는 데 도움을 줍니다.

난임과 불임의 주요 원인 중 하나는 염증입니다. 패스트푸드와 가공식품에서 유발되는 염증은 여성의 경우 난소 기능을 약화시키고 자궁내막 환경을 불안정하게 만들며 남성에게는 정자의 운동성과 질을 떨어뜨려 생식력을 크게 저하시킬 수 있습니다. 반면 생식을 섭취하면 몸의 염증을 완화하고 생식 건강을 회복하는 데 도움을 줄 수 있습니다.

특히, 자연식에 포함된 특정 음식은 생식 건강에 더 큰 효과를 발휘합니다. 예를 들어, 아보카도와 같은 건강한 지방은 호르몬 균형을 유지하는 데 중요한 역할을 하며, 브로콜리나 케일 같은 십자화과 채소는 항산화 물질이 풍부해 생식 세포를 보호합니다. 견과류와 씨앗은 필수 지방산과 비타민 E를 제공하여 생식 기능을 강화하는 데 기여합니다.

난임과 불임으로 고통 받는 사람들에게 자연식은 면역력과 건강을 회복하는 중요한 방법이 될 수 있습니다. 하지만 자연식만이 유일한 해답은 아닙니다. 자연식을 기반으로 하면서도, 전통적인 발효식품과 균형 잡힌 식단을 병행하는 것이 이상적입니다. 발효식품은 장내 미생물을 건강하게 유지하여 소화와 면역력을 동시에 강화합니다.

또한, 규칙적인 운동과 충분한 수면은 생식 건강을 향상시키는 데 필수적입니다. 운동은 혈액순환을 촉진하여 생식 기관에 산소와 영양소를 공급하며, 수면은 호르몬 균형을 유지하고 신체가 스스로를 재생할 수 있는 시간을 제공합니다.

자연식은 단순히 면역력을 높이는 음식의 선택이 아닙니다. 이는 우리가 몸에 무엇을 넣는지, 그리고 그것이 우리에게 어떤 영향을 미치는지 깊이 이해하고, 신중하게 선택하는 방식입니다. 자연식은 건강한 몸과 마음을 회복하는 데 필요한 첫걸음이 될 수 있습니다.

난임과 불임이라는 도전 앞에서, 생식과 같은 자연적인 접근은 단지 신체적 치유를 넘어, 우리에게 희망과 가능성을 제공합니다. 음식은 단순히 배를 채우는 수단이 아니라, 생명을 키우고, 회복하고, 새로운 시작을 준비하는 가장 기본적인 도구입니다. 자연식을 선택하는 것은 단순한 유행이 아니라, 건강한 미래를 위한 실질적인 선택입니다.

8. 난임보다 더 큰 문제 유산

국민건강보험공단이 발표한 자료에 의하면 2024년 상반기 중 출생아는 11만 5,559명으로 태어난 아기의 34.1%에 달하는 3만 9,416명이 세상의 빛을 보지 못했습니다. 1년으로 계산하면 8만 명으로 유산과 사산비율이 25.43%로 최근 10여 년 만의 최고치입니다.

임신하고도 새생명이 태어나지 못하고 유산 사산되는 것보다 더 큰 불행이 어디 있겠습니까?

 땅을 일구면서 땅을 옥토로 만들지 않고 씨를 뿌리면 아무리 좋은 씨앗도 좋은 열매를 맺을 수가 없습니다. 좋은 열매를 수확하기 위해서는 자갈밭을 옥토로 만들고 씨앗을 뿌려야 풍성한 열매를 수확할 수 있습니다.

 여자의 몸도 마찬가지 입니다. 생명을 품을 수 있는 몸을 만들어야 새 생명을 탄생시킬 수 있습니다. 우리 몸은 수천년동안 유전자로 진화되어 왔기 때문에 우선 조상들이 경험해 보지 못한 패스트푸드와 과도한 육식을 줄이고 신선한 채소 섬유질이 풍부한 천일염으로 만든 발효식품을 중심으로 식단을 짜고 몸을 정화시키고 임신해야 건강한 아기를 탄생시킬 수 있습니다.

 또한 임신 중에도 몸을 정화시켜야 합니다. 몸을 정화하지 않으면 엄마 몸에 축적된 많은 유해물질을 물려받습니다. 그중 하나가 선천성 아토피라는 신종질환입니다. 우리나라 통계에 의하면 10세 이하의 어린아이들 10명 중 3-4명이 아토피로 고통받고 있습니다. 따라서 임신 중, 유산, 내어나면서 사산도 크게 증가하고 있지민 태이나는 아이들 중에도 30-40%가 선천성 아토피 질환을 갖고 있다는 것이 놀라운 일이 아니겠습니까? 30년 전에만 해도 선천성 아토피 환자는 거의 없었습니다.

2장

생명을 잉태하는
전통의 지혜

1. 삼금이행법 : 조선시대 자식농사 짓는 법

농업이 삶의 중심이었던 고대 한국에서 땅을 가꾸는 일은 단순한 생업 그 이상이었습니다. 농사의 성공은 한 해의 결실을 결정짓는 중대한 일이었고, 그것을 위해 땅을 다지고, 씨를 심고, 물을 대는 과정에 정성을 다해야 했습니다. 하지만 농사보다 더 중요한 농사가 있었으니, 바로 '자식농사'였습니다. 자식농사는 단지 한 세대의 생명을 잉태하는 것을 넘어 가문의 미래와 국가의 근본을 좌우했습니다. 조선을 건국한 태조 이성계는 이러한 자식농사의 중요성을 누구보다 깊이 이해하고, 이를 바탕으로 삼금이행법이라는 독특한 법률적 지침을 만들었습니다.

조선 왕조가 세워진 1392년, 태조는 고려의 혼란을 수습하고 새로운 질서를 세우는 과정에서 건강한 후손을 잉태하고 양육하기 위한 체계적인 규범을 필요로 했습니다. 삼금이행법(三禁二行)은 혼인과 출산을 사회적, 윤리적 질서로 정립한 지침으로, 단순한 금지 조치가 아니라 생명의 존엄성과 가문의 번영을 위한 제도였습니다.

삼금이행법은 이름 그대로 세 가지 금지(三禁)와 두 가지 실천(二行)으로 이루어졌습니다. 먼저, 금지 사항은 후손의 건강과 가문의 질서를 지키기 위한 예방 조치였습니다. 첫 번째로, '동성동본 금혼(同姓同本 禁婚)'이 있었습니다. 이는 같은 성씨와 같은 본관을 가진 사람들 간의 결혼을 금지하는 조항으로, 근친혼으로 인한 유전적 문제를 예방하고자 한 것입니다. 당시 농업 사회에서는 가문과 혈통의 순수성을 유지하는 것이 중요했기 때문에, 동성동본 금혼은 사회적 안정과 후손의 건강을 모두 고려한 규범이었습니다.

두 번째로, '백리내금혼(百里內禁婚)'이 시행되었습니다. 이는 가까운 지역 내에서 결혼을 금지하여 혈연관계가 얽힐 가능성을 차단했습니다. 옛날에는 먹거리 시장이 장터에서 이뤄졌고 보통 100리안에서 먹거리 놀거리가 삶의 터전이었습니다. 이는 음식이 똑같으면 유전자가 닮아져서 우성학적인 진화가 어렵다는 것이 통설입니다. 단순히 인구 유동성을 높이는 것을 넘어, 가문의 혼혈화와 문화적 다양성을 증진하려는 진보적인 의도로 볼 수 있습니다.

마지막으로, '월삼성(月三姓:외가쪽의 근친혼 금지)'은 한 가정 안에 동일한 동성동본 성씨를 가진 조모, 모친, 배우자가 동시에 존재하는 것을 금지하는 규정이었습니다. 이는 가문의 질서와 근친혼으로 혈통의 혼란을 방지하고, 명확한 계보를 유지하기 위해 시행되었습니다.

　　삼금이행법의 두 가지 실천 사항은 생명의 시작을 신중하고 경건하게 준비하라는 메시지를 담고 있었습니다. 첫 번째로, '택일(擇日)'은 결혼 날짜를 신중히 선택하라는 것이었습니다. 이는 결혼이 단순한 개인적 행사가 아니라 하늘과 땅의 기운이 합쳐져야 하는 신성한 의식이라는 믿음에서 비롯되었습니다. 좋은 날을 택하는 것은 자연과 조화를 이루는 일이었고, 그만큼 생명을 잉태하는 과정 역시 자연의 순리를 따라야 한다는 의미를 담고 있었습니다.

　　두 번째로, '합궁(合宮)'은 결혼 후 부부가 몸과 마음을 정화한 상태에서 경건하게 합방해야 한다는 것을 강조했습니다. 이는 생명을 잉태하는 일이 단지 본능적 행위가 아니라 신성한 의식으로 인식되었음을 보여줍니다.

　　태조는 이를 통해 자식농사의 중요성을 더욱 부각시키고, 건강하고 지혜로운 후손을 얻기 위한 준비 과정을 체계화했습니다. 합궁 15일 전에 서로 각방을 쓰면서 아버지는 아들을 어머니는 며느리와 함께 잠으로서 방사를 방지해 보정(保精:사람의 씨인 충실한 정자 지킴)에 힘썼고, 보름 후, 예를 올리고 새벽 5시(인시) 모든 기능이 최고점에 이른 시간에 합궁을 이루었습니다.

조선 시대를 포함한 한국 전통사회에서는 임신을 준비하는 과정을 '사람 농사'로 표현하며, 농사를 짓는 것처럼 정성을 다해 준비해야 한다고 믿었습니다.

또한, 부부는 아이를 갖기 전 두세 달 동안 몸과 마음을 정화하며, 부정 타는 일을 피하고 자연과 조화를 이루는 생활을 했습니다. 남성은 매일 아침 산에서 해맞이를 통해 양기를 받았고, 여성은 달맞이를 통해 음기를 충전하며 생명을 준비했습니다. 평민은 보름달 같은 날을 선택했으며, 양반은 사주를 보고 시간까지 정확히 정해 임신을 위한 최적의 조건을 마련했습니다. 이러한 준비는 생명에 대한 경건함과 자연의 섭리를 중시한 조상의 지혜를 보여줍니다.

삼금이행법은 단지 규범으로 그치는 것이 아니라, 조선 왕조의 사회적 가치와 농업 사회의 철학을 담은 중요한 법이었습니다. 농사는 한 해의 성패를 결정짓는 일이지만, 자식농사는 가문의 존속과 번영을 좌우하는 일이었습니다.

오늘날 난임과 불임 문제가 점점 더 중요해지는 시점에서, 삼금이행법이 강조한 자식농사의 철학은 여전히 유효한 가르침을 줍니다. 생명의 시작은 단지 자연스러운 과정이 아니라, 몸과 마음을 정비하고 신중히 준비해야 할 일이기 때문입니다. 우리의 조상들은 생명을 가꾸는 데 있어 가장 중요한 것은 정성과 준비라는 사실을 깊이 이해하고 있었습니다. 이러한 전통적 지혜를 현대적으로 재해석하는 일은 우리의 생명과 가정, 나아가 사회의 건강을 위해 필요한 과제일 것입니다.

2. 삼금이행법의 현대적 적용

삼금이행법의 세 가지 규정은 단순히 과거의 제도가 아닙니다. 이는 현대의 난임과 불임 문제를 해결하는 데 있어 유전적 다양성, 사회적 다양성, 그리고 가정 내 균형의 중요성을 다시 한번 생각하게 합니다.

동성동본 금혼의 철학은 유전자 검사와 같은 현대적 기술을 통해 유전적 건강을 미리 점검하는 방향으로 이어질 수 있습니다. 백리내금혼은 더 넓은 문화적, 사회적 다양성을 수용하여 생식 건강에 새로운 가능성을 열어주는 결혼 형태를 탐색하는 데 도움을 줄 수 있습니다. 월삼성의 가족 내 균형 철학은 부부가 함께 난임 문제를 해결하기 위해 협력하는 모델로 적용될 수 있습니다.

결국, 삼금이행법이 강조했던 가치는 건강한 생명과 안정된 사회를 위한 준비와 책임감입니다. 현대 사회에서 이 법을 재해석하고 적용한다면, 난임과 불임 문제뿐만 아니라 가족과 사회의 건강한 미래를 위한 중요한 단초를 제공할 것입니다. 생명은 자연스럽게 주어지는 것이 아니라, 철저한 준비와 정성을 통해 가꾸어 나가야 하는 소중한 결실임을 잊지 말아야 할 것입니다.

태조 이성계가 조선 왕조를 건국하며 제정한 삼금이행법(三禁二行法)은 건강한 후손을 얻고, 사회적 질서를 유지하기 위한 깊은 지혜를 담고 있었습니다. 동성동본 금혼, 백리내금혼, 월삼성과 같은 규정은 단지 조선의 전통적 가치에만 국한된 것이 아니라, 오늘날에도 다양한 문화와 사회에서 발견할 수 있는 보편적이고도 시의적절한 철학을 담고 있습니다. 유전적 다양성, 지역 간 사회적 연결, 그리고 가족 내 조화와 같은 가치는 생명의 건강과 번영을 위해 세계적으로 탐구되고 적용되고 있는 문제입니다.

3. 삼금이행법의 해외 사례

(1) 유럽의 근친혼 금지와 유전적 건강

삼금이행법 중 동성동본 금혼은 유전적 다양성을 보장하기 위해 같은 성씨와 본관을 가진 사람들 간의 결혼을 금지했습니다. 이는 근친혼으로 인해 발생할 수 있는 유전적 질환을 예방하기 위한 조치였습니다. 유럽에서도 이러한 유전적 건강을 보호하기 위한 제도적 장치가 존재했습니다.

19세기와 20세기 초 유럽 귀족 사회에서는 왕가와 귀족 계급 내에서 근친혼이 흔히 이루어졌습니다. 이는 권력과 재산을 유지하기 위한 목적으로 이루어진 것이었지만, 이로 인해 유전적 질병이 빈번히 발생했습니다. 예를 들어, 스페인 합스부르크 왕가의 경우 근친혼의 결과로 유전병인 '합스부르크 턱'이 대대로 이어졌고, 생식력 저하와 함께 가문이 쇠퇴하는 원인이 되었습니다.

근대에 들어서는 유전적 건강을 보호하기 위해 유럽 대부분의 국가에서 근친혼을 법적으로 금지하거나 제한하고 있습니다. 오늘날 이 규정은 단지 혈연의 가까움에 대한 법적 판단뿐만 아니라, 유전자 검사와 같은 과학적 방법으로 강화되고 있습니다. 이는 태조 이성계가 동성동본 금혼으로 유전적 다양성을 보장하려 했던 철학이 현대 과학으로 이어진 사례로 볼 수 있습니다.

(2) 이스라엘의 자식농사 짓는 비결

세계에서 가장 우수한 민족으로 유태인을 꼽습니다. 우리나라 민족과도 매우 유사한 점이 아주 많습니다. 유태인의 자질 향상에 큰 기여를 하고 있는 것으로 알려진 '닛다'라는 임태법이 있습니다.

닛다에 따르면 월경 첫날부터 적어도 5일은 부부관계를 금하고, 월경이 끝난 후에도 7일간은 동침할 수 없습니다. 즉 한달 중 12일은 금욕기간인 셈이지요. 12일째 밤이 되면 '미크베'라는 목욕탕에 들어가 몸을 깨끗이 씻은 뒤 자식농사를 짓는 첫날 밤 거룩한 성관계에 들어갔습니다.

이 민족은 2000년간 나라를 잃고도 꿋꿋하게 살아온 저력과 미국의 금융을 이끌어가고 전체 노벨상 수상자의 34퍼센트를 자지하고 있는 우수한 두뇌를 가졌습니다.

유태인들이 이렇게 탁월한 능력을 발휘하는 원동력은 크게 4가지로 정리할 수 있습니다. 첫 째는 세살 때부터 아버지에게 성경을 교육받아 형성된 역사관과 민족적 자긍심을 공고히 하는 것입니다. 둘 째는 사람 씨앗을 소중히 여기는 순결의식이 매우 강합니다. 세 번째는 주입식 교육이 아닌 물음의 교육입니다. 마지막으로 식탁에서 가족과 토론하는 가정교육의 전통이 자자손손 이어지고 있다는 사실입니다.

결혼 전에 양가의 혈통을 면밀히 조사하며, 비슷한 계급과 가치를 공유하는지를 확인합니다. 이는 현대적으로 비판받을 수 있는 측면도 있지만, 기본적으로는 결혼이 가족의 구조를 강화하고, 혼란을 방지하려는 노력에서 기인합니다. 월삼성 금지가 가족 내 조화와 역할 분담을 강조했던 것처럼, 유태인의 결혼 문화는 오늘날 난임과 불임 문제를 해결하는 데 있어 가족의 역할이 얼마나 중요한지를 보여줍니다.

4. 보편적 지혜와 현대적 시사점

고려 왕조가 멸망한 원인이 왕족의 근친상간이 원인 중에 하나였습니다. 태조 이성계의 삼금이행법은 조선이라는 특정한 역사적 배경에서 탄생했지만, 그 철학적 가치는 세계적으로 보편적인 의미를 가지고 있습니다.
유럽의 근친혼금지, 인도의 결혼문화는 모두 삼금이행법이 제시했던 유전적건강, 사회적연결, 가족내균형의 중요성을 다른방식으로 구현한 사례들 입니다.

이러한 사례들은 현대 사회에서 난임과 불임 문제를 해결하기 위한 새로운 접근법을 제시합니다. 유전적 다양성과 건강을 보호하는 과학적 방법, 지역과 문화를 초월한 연결, 가족 내 역할 분담의 중요성은 여전히 유효합니다. 태조 이성계의 삼금이행법은 단지 과거의 규범이 아니라, 오늘날에도 생명의 건강과 가정을 위한 실질적인 교훈을 제공하고 있습니다. 생명을 가꾸는 지혜는 시대를 초월해, 우리 모두에게 계속해서 영감을 줄 수 있는 소중한 자산입니다.

5. 조상의 섭리와 과학적 타당성

우리 조상들은 생명과 건강을 자연과의 조화 속에서 이해하고, 이를 바탕으로 삶의 질서를 만들어 나갔습니다. 이러한 전통은 고려와 조선 시대에 특히 체계화되었으며, 건강한 생명을 잉태하고 가문을 이어가기 위한 규범으로 발전했습니다. 동아시아의 다른 나라, 특히 일본에서도 비슷한 철학과 관습이 존재했습니다. 이 전통적 지혜는 단순한 경험적 산물이 아니라, 현대 과학에서도 그 타당성을 입증할 수 있는 생명과 건강에 대한 깊은 통찰을 담고 있습니다.

고려 시대는 혈연과 혼인의 관계를 규율하기 시작한 중요한 시기였습니다. 당시에는 귀족과 왕족 가문에서 혼인의 전략적 목적이 강조되었지만, 가까운 혈연 간의 결혼은 엄격히 금지되었습니다. 이는 근친혼으로 인한 유전적 결함을 예방하기 위한 지혜였습니다. 그러나 고려 왕조 말기에는 근친혼으로 인해 왕권이 약화되면서 큰 문제가 되었습니다.

조선 시대에 와서 그 문제를 근본적으로 자식농사 짓는 법을 만들었습니다. 이러한 규범이 더욱 발전하여 동성동본 금혼이 법제화되었습니다. 같은 성씨와 본관을 가진 사람들 간의 결혼을 금지한 이 규정은 유전적 다양성을 보장하고, 가문의 건강한 후손을 얻기 위한 조치였습니다. 이는 단지 전통적 규범이 아니라, 현대 유전학적으로도 매우 타당합니다. 현대 과학은 근친혼이 열성 유전자를 발현시킬 가능성을 높인다는 점을 밝혀냈으며, 동성동본 금혼은 이를 경험적으로 관찰한 결과로 볼 수 있습니다.

또한, 조선 시대에는 결혼과 출산을 신중히 준비하는 문화가 있었습니다. 결혼 날짜를 하늘과 땅의 기운에 따라 선택하는 택일은 자연과의 조화를 이루려는 철학을 반영한 것입니다. 이와 같은 전통은 현대 과학에서도 뒷받침됩니다. 계절적 변화와 빛, 온도와 같은 환경적 요인이 생식 건강에 영향을 미친다는 연구 결과는 조선의 전통적 관습이 단순한 미신이 아니라 과학적 근거를 가지고 있었음을 보여줍니다.

6. 현대 과학으로 본 전통적 지혜의 재발견

고려와 조선, 그리고 일본에서 전해 내려온 생식과 혼인에 관한 전통은 오늘날에도 중요한 시사점을 제공합니다. 조선의 동성동본 금혼은 유전적 다양성과 건강을 보장하기 위한 규범이었으며, 이는 현대 유전학이 뒷받침하는 지혜였습니다. 일본의 발효식품을 활용한 전통은 생식 건강과 면역력을 강화하는 데 효과적이었으며, 현대의 영양학적으로도 인정받고 있습니다.

결혼과 출산을 신중히 준비하고, 환경과 조화를 이루는 관습은 단순히 과거의 미신적 전통이 아닙니다. 이는 생명을 존중하고 건강한 가정을 만드는 데 필요한 철저한 준비 과정이었습니다. 이러한 지혜는 현대의 난임과 불임 문제를 해결하는 데 있어 중요한 참고점이 될 수 있습니다.

일본에서도 결혼과 출산을 둘러싼 전통적 관습이 체계적으로 발전했습니다. 일본의 헤이안 시대(794-1185)에는 귀족들이 혈연관계를 철저히 관리하며 결혼 상대를 선택했습니다. 이는 정치적 안정뿐만 아니라 후손의 건강을 보장하기 위한 목적도 있었습니다. 당시 일본에서는 가까운 혈연 간 결혼이 금기시되었으며, 이는 고려와 조선의 동성동본 금혼과 유사한 취지를 가졌습니다.

결국, 고려와 조선, 그리고 일본의 전통은 생명을 잉태하고 번영시키는 데 있어 자연의 섭리를 이해하고 이를 실천하려는 깊은 통찰을 담고 있습니다. 현대 과학은 이 전통적 지혜를 다시금 검증하고 재발견하며, 우리 삶에 적용할 수 있는 길을 열어주고 있습니다. 이러한 지혜를 계승하고 현대적으로 재해석하는 일은 단지 과거를 되돌아보는 것이 아니라, 건강한 미래를 만드는 가장 중요한 발판이 될 것입니다.

7. 자식 농사와 경건한 준비

결혼은 단순히 두 사람의 연합을 넘어, 새로운 생명을 잉태하고 가문을 이어가는 신성한 시작을 의미합니다. 그래서 조상들은 결혼을 준비하는 과정에서 몸과 마음을 정화하고, 자연과 하늘의 조화를 고려하는 특별한 노력을 기울였습니다. 이를 통해 단순한 혼례가 아니라, 건강하고 지혜로운 후손을 얻기 위한 철저한 준비 과정으로 삼았습니다. 이 철학은 동아시아 전통, 특히 한국, 일본, 중국에서 다양하게 드러납니다.

한국에서는 결혼을 준비할 때 경건한 태도가 요구되었습니다. 결혼식이 있기 전, 신랑과 신부는 서로 다른 방에서 잠을 자며 몸과 마음을 가다듬는 풍습이 있었습니다. 이는 '합궁' 전에 남성의 정자를 최상의 상태로 축적하고, 여성의 몸과 마음을 안정시키는 과정이었습니다. 또한, 양가 가족은 음식을 통한 정화 과정도 중요하게 여겼습니다. 전통적으로는 기름지고 과도한 음식을 피하고, 신선한 채소와 곡물 위주의 식사를 하며 몸을 정화하는 데 집중했습니다. 이런 준비는 단순히 몸을 건강하게 하는 것만이 아니라, 마음을 경건하게 만들어 생명을 맞이할 준비를 갖추는 것이었습니다.

결혼 날짜를 정하는 일도 신중을 기했습니다. 이를 '택일(擇日)'이라고 하는데, 이는 천문학과 음양오행에 기반한 계산법으로, 하늘과 땅의 조화를 고려해 가장 길한 날을 선택하는 과정이었습니다. 예를 들어, 태양과 달의 움직임, 계절의 흐름을 분석해 부부의 운명이 잘 맞는 날을 골랐습니다. 결혼 날짜를 선택할 때는 단지 길흉을 따지는 것이 아니라,

자연의 리듬과 신체적 건강을 최적화하는 과학적 접근이 포함되어 있었습니다.

이러한 전통들은 오늘날 현대 의학과도 밀접하게 연결됩니다. 결혼 전 몸과 마음을 정화하고 신중히 준비하는 과정은 현대 의학에서도 임신 준비 과정으로 권장됩니다. 스트레스를 줄이고 규칙적인 식사와 운동을 통해 신체를 건강하게 만드는 것은 난임 예방과 임신 성공률을 높이는 데 중요한 요소로 여겨집니다. 또한, 결혼 날짜를 자연의 흐름과 조화를 고려해 선택한 전통은 현대적으로 해석하면, 계절과 환경 요인이 생식 건강에 미치는 영향을 고려한 과학적 접근이라 볼 수 있습니다.

예컨대, 현대 연구에 따르면 계절적 변화가 생식력에 영향을 미칠 수 있습니다. 햇빛이 많아 비타민 D 합성이 활발한 계절은 호르몬 균형에 유리하며, 이는 생식 건강에 긍정적인 영향을 줍니다. 조상들이 계절과 자연의 조화를 고려해 결혼 날짜를 정했던 이유가 현대 과학으로도 입증되는 셈입니다.

사람농사를 준비하며 경건한 마음으로 결혼을 준비했던 조상들의 지혜는 오늘날에도 여전히 유효합니다. 그들의 노력은 단순히 전통적 관습이 아니라, 생명을 잉태하는 일에 대한 깊은 책임과 존중을 반영합니다. 우리는 이 지혜를 현대적으로 재해석하여, 건강한 가족과 사회를 이루는 기반으로 삼을 수 있습니다. 결혼은 단지 시작이 아니라, 생명을 키우고 미래를 준비하는 가장 중요한 첫걸음임을 기억해야 합니다.

제 2 부

난임을 극복하는 실천법

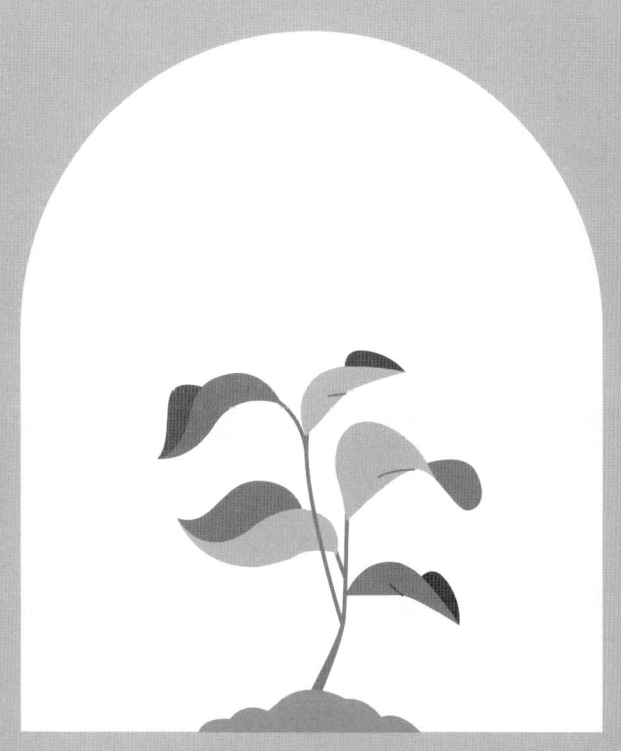

1장

몸과 마음을 준비하라

난임과 불임의 문제는 단순히 생리적인 어려움만이 아닙니다. 이는 몸과 마음, 그리고 생활 습관의 균형이 모두 어그러졌을 때 나타나는 복합적인 결과입니다. 따라서 새로운 생명을 맞이하기 위해서는 단순히 치료에 의존하기보다, 자신의 몸과 마음을 철저히 준비하고 생활 방식을 변화시키는 과정이 필수적입니다. 특히, 건강을 해치는 패스트푸드의 유혹에서 벗어나 전통 음식과 자연에 가까운 식습관을 선택하는 것이 그 시작입니다.

1. 난임 극복을 위한 여정의 시작

패스트푸드는 현대인의 삶에서 흔히 찾아볼 수 있는 편리한 선택이지만, 그 이면에는 심각한 건강 문제가 숨어 있습니다. 패스트푸드는 높은 열량과 과도한 당, 소금, 포화지방을 포함하고 있으며, 이는 체중 증가와 비만으로 이어집니다. 비만은 단순히 외형적인 문제가 아니라, 고혈압, 당뇨병과 같은 성인병의 주요 원인이 됩니다. 이러한 성인병은 호르몬 균형을 무너뜨리고 생식 건강에 직접적인 영향을 미쳐 난임과 불임의 위험을 높입니다.

예를 들어, 과체중 여성의 경우 호르몬 분비가 불균형해져 배란 장애를 겪을 가능성이 높습니다. 남성의 경우에도 비만은 정자 운동성과 질을 떨어뜨리며, 이는 자연 임신의 가능성을 크게 낮춥니다. 패스트푸드가 제공하는 단순한 만족감이 이러한 심각한 결과를 초래할 수 있음을 이해하는 것이 중요합니다.

반면, 전통 음식은 우리의 몸을 치유하고 건강을 회복하는 데 중요한 역할을 합니다. 된장, 고추장, 간장, 김치와 같은 발효 음식은 장내 미생물을 건강하게 유지하고, 면역 체계를 강화하며, 호르몬 균형을 유지하는 데 도움을 줍니다. 특히, 전통 음식은 자연 재료를 바탕으로 만들어져 몸에 부담을 주지 않고, 생식 건강에 필요한 필수 영양소를 제공합니다. 이는 단순히 패스트푸드를 대체하는 것을 넘어, 건강한 미래를 위한 투자라 할 수 있습니다.

난임 문제를 극복하기 위해서는 음식뿐만 아니라, 마음의 준비도 중요합니다. 스트레스는 생식 건강의 또 다른 적입니다. 지속적인 스트레스는 코르티솔 수치를 증가시켜 생식 호르몬의 균형을 방해하며, 여성의 경우 자궁 환경을 불안정하게 만들고, 남성의 경우 정자의 운동성을 저하시킬 수 있습니다. 따라서 스트레스를 관리하고, 몸과 마음을 안정시키는 방법을 찾는 것이 필요합니다. 명상, 요가, 규칙적인 운동은 스트레스를 완화하는 데 효과적이며, 부부가 함께 이러한 활동을 실천할 때 더욱 큰 효과를 얻을 수 있습니다.

또한, 신체를 임신에 적합한 상태로 만들기 위한 준비 과정도 중요합니다. 건강한 식습관을 유지하고 규칙적인 수면 패턴을 실천하며, 지나치게 가공된 음식 대신 신선한 채소와 자연에서 얻은 재료로 만든 음식을 섭취해야 합니다. 이는 몸에 쌓인 독소를 배출하고, 새로운 생명을 맞이할 준비를 하는 데 필수적입니다.

건강한 생활 방식을 선택하는 것은 단순히 임신의 성공 확률을 높이는 것을 넘어, 태어날 아이의 건강에도 영향을 미칩니다. 산모의 건강 상태는 태아의 성장과 발달에 직접적인 영향을 미치며, 이는 아이의 평생 건강에까지 이어집니다. 따라서 난임 극복을 위한 노력은 새로운 생명을 위한 가장 첫 번째 선물이 될 수 있습니다.

결국, 난임을 극복하기 위한 여정은 패스트푸드의 단기적인 유혹을 이겨내고, 전통 음식과 건강한 생활 방식을 선택하는 데서 시작됩니다. 이는 단순히 음식의 문제가 아니라, 몸과 마음을 재정비하고 생명을 존중하는 태도를 기르는 과정입니다. 새로운 생명을 잉태하고 싶은 열망이 있다면, 오늘부터 건강한 선택이 더 큰 기쁨으로 이어질 수 있음을 믿으며, 첫걸음을 내딛는 것이 무엇보다 중요합니다.

2. 태교의 중요성

새로운 생명을 잉태하고 탄생시키는 과정은 단순한 생리적 사건이 아닙니다. 이는 한 개인과 가족, 나아가 사회 전체에 영향을 미치는 신성한 여정입니다. 그래서 세계 각지에서 태교는 오랜 세월 동안 중요한 문화적 관습으로 자리 잡아왔습니다. 특히, 한국, 일본, 중국과 같은 동아시아 국가들부터 미국과 서구 사회에 이르기까지 태교의 방식은 다르지만, 그 핵심은 생명을 잉태하기 전 몸과 마음, 그리고 환경을 정돈하는 데 있었습니다. 이러한 전통은 오늘날 현대 의학과 결합하여 건강한 임신과 출산을 준비하는 데 있어 중요한 가르침을 제공합니다.

한국에서 태교는 조선 시대를 중심으로 체계화된 철학적 관점에서 시작됩니다. 조상들은 임신 전부터 부부가 몸과 마음을 정화하고 생명의 신성함을 맞이할 준비를 해야 한다고 믿었습니다.

조선 후기의 의학서 '태산요록'에서는 산모가 임신 전에 몸을 깨끗하게 하고, 마음을 평화롭게 유지하며, 음식을 가려 먹어야 한다고 강조했습니다. 특히, 된장, 나물, 잡곡과 같은 자연에서 얻은 신선한 재료로 만든 음식을 섭취하고, 태아가 성장하는 환경을 건강하게 유지하는 것이 중요하다고 여겼습니다. 또한, 부부는 자연 속에서 시간을 보내며 태아가 온전한 에너지를 받을 수 있도록 노력했습니다.

중국에서는 태교가 유교적 전통과 깊이 연결되어 있습니다. '황제내경'과 같은 고대 의학서에서는 임신 전후의 준비 과정에서 정신적 안정이 필수적이라고 기록하고 있습니다. 산모는 조용하고 안정된 환경에서 생활하며, 고요한 음악을 듣고 아름다운 자연을 접하는 것이 권장되었습니다. 이는 태아가 어머니의 정신적 영향을 받는다는 믿음에서 비롯되었습니다. 중국은 또한 한약과 식이 요법을 결합하여 산모의 건강을 유지하고, 태아의 발달을 돕는 음식을 섭취하도록 했습니다.

미국과 서구에서는 태교라는 용어 자체보다는 임신 전후의 건강관리라는 개념이 발달했습니다. 특히 20세기 들어, 의학적 관점에서 태교가 강조되기 시작했습니다. 서구에서는 임신 전 건강 검진과 영양 섭취가 태아의 건강에 중요한 영향을 미친다는 사실이 입증되면서, 산모의 건강을 최적화하기 위한 프로그램이 도입되었습니다. 최근에는 정제된 설탕과 고지방 음식을 피하고, 채소와 과일, 곡물 중심의 식단으로 전환하는 것이 중요하다고 강조되고 있습니다. 또한, 스트레스 관리와 운동, 임신 진 건강 검진을 통한 철저한 준비가 강조됩니다.

이렇듯 각 나라와 문화권은 태교를 통해 생명에 대한 존중과 준비의 중요성을 전파해왔습니다. 동아시아는 철학과 자연 중심의 접근을 통해 태아와 산모의 건강을 조화롭게 준비했으며, 서구는 과학적 관점에서 태교를 체계화하여 신체적 건강을 우선시했습니다. 오늘날, 이러한 전통과 현대적 접근은 결합되어 산모와 태아 모두에게 최적의 환경을 제공하기 위한 길을 열고 있습니다.

태교는 단지 산모의 몸을 준비하는 것을 넘어, 태어날 아이가 평생 건강을 유지할 수 있는 기반을 마련하는 과정입니다. 생명의 시작은 우연이 아니라, 철저한 준비와 정성 속에서 이루어져야 합니다. 세계 곳곳의 태교 전통은 이러한 준비의 중요성을 깨닫게 해주며, 오늘날 난임과 불임 문제를 해결하는 데도 중요한 통찰을 제공합니다. 새로운 생명을 맞이하려는 모든 이에게, 태교는 단순히 준비의 과정이 아니라, 생명과 자연을 존중하는 첫걸음입니다.

3. 균형 잡힌 식단과 스트레스 관리

임신을 준비하는 과정에서 중요한 것은 몸과 마음의 조화입니다. 새로운 생명을 잉태하기 위해서는 영양소가 균형 잡힌 식단과 정서적 안정이 필수적입니다. 아무리 좋은 음식을 섭취하더라도, 스트레스가 쌓이면 임신의 과정과 결과에 부정적인 영향을 미칠 수 있습니다. 임신을 준비하는 여성들에게 적합한 식단과 스트레스 관리법은 단순히 건강을 유지하는 것을 넘어, 새로운 생명을 건강하게 맞이하는 데 있어 가장 기본적이고 중요한 출발점입니다.

임신을 준비하는 산모들에게 적합한 식단은 신체적 필요와 건강 상태에 따라 달라질 수 있습니다. 그러나 공통적으로 권장되는 원칙은 있습니다. 우선, 단백질, 비타민, 미네랄이 풍부한 음식을 섭취하는 것이 중요합니다. 단백질은 세포 재생과 태아의 성장에 필수적이며, 육류, 생선, 콩류, 두부에서 얻을 수 있습니다. 비타민과 미네랄은 채소와 과일에서 충분히 섭취할 수 있으며, 특히 엽산이 풍부한 녹색 채소는 태아의 신경관 결손을 예방하는 데 도움을 줍니다.

산모의 체질과 건강 상태에 따라 식단을 조정하는 것도 필요합니다. 체내 열이 많은 사람은 몸을 차분하게 만드는 오이, 배, 미역과 같은 음식을 섭취하고, 몸이 차가운 사람은 생강차나 따뜻한 국물 음식으로 몸을 데우는 것이 좋습니다. 빈혈이 있는 경우 철분이 풍부한 음식, 예를 들어 간, 붉은 고기, 시금치 등을 추가해야 하며, 철분 흡수를 돕기 위해 비타민 C가 풍부한 과일도 함께 섭취하는 것이 권장됩니다.

그러나 식단만으로 건강을 완벽히 유지할 수는 없습니다. 스트레스는 종종 임신 준비 과정에서 간과되지만, 이는 건강한 임신에 중대한 영향을 미칩니다. 스트레스가 과도하면 코르티솔 수치가 높아지고, 이는 생식 호르몬의 균형을 깨뜨리며, 난소와 자궁의 환경을 불안정하게 만들 수 있습니다. 스트레스는 정자와 난자의 질에도 부정적인 영향을 미쳐 수정과 착상을 어렵게 합니다.

산모들이 겪을 수 있는 주요 스트레스 요인은 임신 실패에 대한 불안감, 가족과 주변의 압박, 그리고 경제적 부담입니다. 이러한 스트레스 요인을 관리하기 위해서는 자신의 감정을 솔직하게 표현하고, 지원을 받을 수 있는 환경을 만드는 것이 중요합니다. 가까운 가족이나 친구와 이야기를 나누고, 필요하면 전문 상담사의 도움을 받는 것도 좋은 방법입니다.

스트레스를 관리하기 위한 구체적인 방법으로는 명상과 심호흡 운동이 효과적입니다. 매일 10분에서 15분 정도 눈을 감고 깊게 호흡하며 마음을 비우는 시간을 가지는 것은 몸과 마음을 안정시키는 데 큰 도움이 됩니다. 또한, 자연 속에서 시간을 보내며 걷기나 가벼운 운동을 실천하는 것도 추천됩니다. 규칙적인 운동은 스트레스를 줄이는 동시에, 혈액 순환을 개선해 생식 건강을 돕습니다.

긍정적인 자기 대화와 목표 설정도 중요합니다. 임신을 준비하는 과정에서 생길 수 있는 부담감은 누구에게나 자연스러운 일이지만, 이를 긍정적인 방향으로 전환하는 노력이 필요합니다. 스스로에게 너무 큰 기대를 걸기보다, 현재의 노력 자체를 인정하고 작은 변화에 감사하는 마음을 가지는 것이 스트레스 관리의 첫걸음이 될 수 있습니다.

임신은 단지 신체적인 준비가 아니라, 정서적 안정과 긍정적인 환경을 필요로 하는 과정입니다. 건강한 식단은 몸을 준비시키고, 스트레스 관리는 마음을 안정시킵니다. 두 가지가 균형을 이룰 때 비로소 새로운 생명을 맞이할 준비가 이루어집니다. 준비하는 과정이 결코 쉽지는 않지만, 그 여정은 곧 생명을 위한 가장 큰 사랑과 헌신의 표현이 될 것입니다. 지금부터 시작합시다. 좋은 음식과 마음의 평화는 새로운 생명을 위한 최고의 선물입니다.

4. 자연 임신을 위한 환경 조성

새로운 생명을 맞이하기 위한 준비는 단순한 신체적 준비를 넘어, 환경과 마음을 함께 정비하는 과정입니다. 전통적으로 한국의 조상들은 자연 임신을 위해 특별한 의식과 규율을 따랐습니다. 오늘날 이러한 전통은 현대 과학과 접목되어, 난임과 불임 문제를 해결하고 건강한 임신을 돕는 중요한 열쇠로 다시 주목받고 있습니다.

지나친 패스트푸드와 가공식품 섭취는 몸에 독소를 축적시켜 생식 건강을 약화시키고, 남성과 여성 모두에게 부정적인 영향을 미칩니다. 조상들이 자연 재료로 만든 음식을 섭취하고 몸을 따뜻하게 유지했던 것처럼, 오늘날에도 전통적인 식단과 생활 습관을 유지하는 것이 중요합니다.

연구에 따르면 전통 발효 음식인 된장, 김치, 고추장은 생식 건강을 개선하고 면역력을 강화하는 데 도움이 됩니다. 특히, 천일염을 사용한 발효 과정은 몸에 유익한 미생물을 공급하여 건강한 자궁 환경을 만드는 데 효과적입니다 .

조상의 지혜는 단순한 과거의 유산이 아닙니다. 현대의 난임 부부를 위한 교재로 활용되고 있습니다. 일정 기간 동안 패스트푸드를 배제하고, 전통 음식을 중심으로 식단을 구성하며, 스트레스 관리와 신체 활동을 병행한 결과, 참가 부부의 약 70%가 임신에 성공했다는 보고가 있습니다. 이는 전통적인 방법이 여전히 현대 사회에서도 유효함을 보여줍니다.

새로운 생명을 잉태하기 위한 노력은 환경을 정비하는 일에서 시작됩니다. 자연의 섭리를 존중하고, 몸과 마음을 조화롭게 과학적 접근과 결합하여 건강한 임신을 가능하게 합니다. 조상의 지혜를 현대적으로 재해석하여 실천하는 것이야말로, 생명에 대한 존중과 사랑을 표현하는 가장 아름다운 방식일 것입니다.

5. 난임 캠프의 성공 사례

난임 문제는 의학적 치료로 해결되지 않는 복잡한 도전 과제입니다. 현대의 생활 습관, 스트레스, 식습관의 변화는 난임의 주요 원인으로 지목되며, 이를 극복하기 위해 새로운 접근법이 필요합니다. 이러한 배경에서 재단법인 활농(活農)에서는 "새 생명 탄생을 위한 난임캠프"를 시행한 바 있습니다. 난임 캠프는 단순한 치료의 장을 넘어 몸과 마음을 통합적으로 치유하고 건강한 생명을 준비하는 혁신적 모델로 자리 잡았습니다.

난임 캠프는 불임과 난임 부부들이 자연 임신의 가능성을 다시 찾을 수 있도록 돕기 위해 시작되었습니다. 캠프의 목적은 단순히 의학적 도움을 제공하는 것이 아니라, 부부가 자신의 몸과 마음을 재정비하고 새로운 생명을 맞이할 환경을 조성할 수 있도록 돕는 데 있습니다. 이러한 캠프는 한국 전통의 자연적 접근법과 현대 과학의 통찰을 결합하여 진행되었습니다.

캠프는 약 4박 5일의 일정으로 진행되며, 참가자들은 이 기간 동안 생활 습관과 식습관을 철저히 점검하고 변화시키는 프로그램에 참여했습니다. 예를 들어, 참가자들은 패스트푸드와 가공식품을 배제하고, 전통 발효 음식과 신선한 채소를 중심으로 한 식단을 따랐으며 이는 몸에 축적된 독소를 배출하고 생식 건강을 회복하는 데 도움을 주었습니다. 또한, 캠프는 목욕법, 도인법과 같은 몸의 균형을 되찾는 전통적인 기술을 가르치며, 스트레스 관리와 심리적 안정도 함께 다뤘습니다.

지난 25여 년간 운영된 교육 프로그램에서는 참가 부부의 약 70% 정도가 캠프 종료 후 2년 내에 임신에 성공했습니다. 한 부부는 수년간의 불임 치료 실패 후 캠프에 참여해 체질 개선과 식습관 변화를 통해 자연 임신에 성공했습니다. 이러한 사례들은 난임 캠프가 현대적 난임 문제를 해결하는 데 있어 얼마나 실질적인 대안이 되는지를 보여줍니다.

부부는 캠프에서 자신들의 이야기를 공유하며, 비슷한 경험을 가진 다른 부부들과 했습니다. 이러한 공동체적 경험은 스트레스를 줄이고, 난임 문제로 인한 고립감을 완화하는 데 크게 기여했습니다.

난임 캠프의 성공은 건강한 생활 습관의 중요성을 강조합니다. 잘못된 식습관과 생활 습관으로 인한 신체적 불균형은 난임 문제의 주요 원인 중 하나로 지적되고 있으며, 캠프는 이러한 문제를 바로잡는 데 초점을 맞추고 있습니다. 이러한 통합적 접근은 난임 부부들에게 단순한 치료를 넘어 새로운 삶의 방식을 제안하며, 이들의 삶에 긍정적인 변화를 가져오고 있습니다.

결국, 난임 캠프는 단지 임신의 가능성을 높이는 것이 아니라, 참가자들의 몸과 마음을 새롭게 하는 여정입니다. 캠프를 통해 부부는 단순히 난임의 어려움을 극복하는 것을 넘어, 새로운 생명을 위한 최적의 환경을 만들어가는 법을 배우고 실천합니다. 이와 같은 캠프의 성공 사례는 난임 문제 해결에 있어 전통과 현대의 융합이 얼마나 중요한지를 보여줍니다.

6. 임신 성공의 비결

난임은 많은 부부에게 깊은 고통과 좌절감을 안겨주는 문제입니다. 하지만 열 쌍의 부부가 보여준 이야기는 이 어려움을 극복할 수 있는 희망의 가능성을 열어주었습니다. 이 부부들은 저의 난임 캠프를 통해 새로운 생명을 맞이하기 위한 과정을 시작했습니다. 이들의 여정은 단순히 의학적 접근을 넘어, 생활 방식의 변화를 통해 자연 임신의 가능성을 다시 찾는 과정을 담고 있습니다.

이 10쌍의 부부는 신중한 과정 속에서 선발되었습니다. 난임 진단을 받은 부부들 중에서 전통적인 방식과 자연적 접근법을 통해 자신의 몸과 마음을 변화시키고자 하는 의지가 강한 부부들이 캠프에 초청되었습니다. 선발 과정에서는 부부의 생활습관, 식습관, 건강 상태뿐만 아니라, 난임으로 인해 겪은 정서적 고통과 이를 극복하고자 하는 열망이 중요한 기준이 되었습니다.

캠프는 4박 5일 동안 진행되었으며, 이 기간 동안 부부들은 패스트푸드와 가공식품을 완전히 배제하고, 전통 발효 음식 중심의 식단을 따랐습니다. 이 과정에서 발효 음식이 가진 치유력과 신체 해독의 효과를 직접 경험하도록 했습니다. 또한, 도인법, 요가, 심호흡과 같은 전통적 기법을 배우며 신체와 마음의 균형을 회복하는 시간을 가졌습니다. 이러한 활동은 단순히 신체적 준비를 넘어, 스트레스를 완화하고 부부 간의 유대를 강화하는 데도 큰 도움이 되었습니다.

캠프가 끝난 후, 부부들은 3~6개월간 집에서 실천할 수 있는 개인 맞춤형 계획을 제공받았습니다. 각 부부의 체질과 건강 상태에 맞게 조정된 식단과 운동 계획은 몸을 임신에 적합한 상태로 만들기 위한 중요한 역할을 했습니다. 또한, 부부들이 꾸준히 실천할 수 있도록 정기적인 상담과 피드백을 통해 그들의 여정을 지원했습니다.

결과는 놀라웠습니다. 열 쌍의 부부 중 8쌍이 캠프 종료 후 2년 내에 자연 임신에 성공했습니다. 한 부부는 캠프에 참여하기 전까지 5년간 여러 병원을 전전하며 난임 치료를 시도했으나 실패했지만, 캠프 이후 식습관을 개선하고 스트레스를 관리하면서 임신에 성공했습니다. 또 다른 부부는 남편의 정자 운동성이 현저히 낮아 임신 가능성이 희박하다는 진단을 받았으나, 발효 음식 섭취와 혈액순환을 개선하는 운동을 통해 건강을 회복하고 건강한 아이를 맞이할 수 있었습니다.

이러한 성공 사례는 단순히 개별적인 경험을 넘어, 난임 문제 해결에 있어 새로운 가능성을 제시합니다. 전통 음식과 자연적 접근법이 단순히 건강을 유지하는 것을 넘어, 생식 건강을 회복하고 새로운 생명을 맞이하는 데 실질적인 도움이 될 수 있다는 것을 보여줍니다. 또한, 캠프는 난임이 단지 개인의 문제가 아니라, 부부가 함께 해결해야 할 공동의 과제임을 깨닫게 해주었습니다. 부부들이 함께 식습관을 바꾸고, 운동을 실천하며, 스트레스를 극복하는 과정에서 더 깊은 유대감을 형성하게 되었고, 이는 임신 성공률을 높이는 데 큰 기여를 했습니다.

열 쌍의 부부가 들려주는 이 기적의 이야기는 난임 문제를 겪고 있는 많은 부부들에게 희망을 제공합니다. 단순히 의학적 치료에 의존하기보다는, 자신의 몸과 마음, 그리고 생활 방식을 바꾸는 작은 노력이 얼마나 큰 변화를 가져올 수 있는지를 보여줍니다. 이러한 이야기는 난임 극복의 새로운 가능성을 열어줄 뿐만 아니라, 새로운 생명을 맞이하는 과정이 얼마나 아름답고 소중한 여정인지 깨닫게 합니다.

2장

패스트푸드의 유혹을 이겨내다

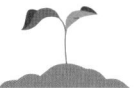

패스트푸드는 현대인의 삶에서 빼놓을 수 없는 요소로 자리 잡았습니다. 맛있고, 저렴하며, 빠르게 제공되는 편리함은 바쁜 일상을 살아가는 사람들에게 매력적인 선택입니다. 특히 젊은 세대는 학업과 업무로 바쁜 일상 속에서 패스트푸드를 간편한 한 끼로 선호합니다. 하지만 이러한 선택의 이면에는 심각한 건강 문제가 자리 잡고 있습니다.

사람들이 패스트푸드를 즐기는 이유는 다양합니다. 무엇보다도 시간과 비용을 절약할 수 있는 점이 가장 큰 장점으로 꼽힙니다. 동서양을 막론하고 패스트푸드점은 어디서나 쉽게 찾아볼 수 있으며, 다양한 메뉴와 맛은 소비자들에게 즉각적인 만족감을 제공합니다. 서구에서는 버거와 피자, 동양에서는 치킨과 라면 같은 음식들이 대표적인 패스트푸드로 자리 잡았습니다. 이러한 음식들은 고소한 맛, 풍부한 양념, 그리고 단맛과 짠맛의 조화로 강한 중독성을 불러일으킵니다.

1. 현대인의 건강 위기

패스트푸드의 소비가 늘어날수록 건강에 미치는 부정적인 영향도 점점 더 커지고 있습니다. 젊은 세대가 패스트푸드에 의존하면서 나타나는 주요 문제는 비만과 관련된 질환입니다.

 패스트푸드는 대개 높은 열량, 포화지방, 나트륨, 그리고 첨가당을 포함하고 있어, 과다 섭취 시 체중 증가와 비만을 유발합니다. 이는 고혈압, 당뇨병, 심혈관 질환과 같은 성인병의 주요 원인이 되며, 심지어 청소년기에도 발병 위험이 증가하고 있습니다.

 특히 동서양을 막론하고 패스트푸드 소비의 급증은 심각한 사회적 문제로 이어지고 있습니다. 동양에서는 한국, 중국, 일본에서 패스트푸드 체인의 수가 급격히 늘어나고 있으며, 젊은 세대의 패스트푸드 소비 비율도 지속적으로 증가하고 있습니다. 서양은 더 심각한 상황으로 미국이 세계 최대 패스트푸드 시장을 형성하고 있으며, 유럽도 뒤를 따르고 있습니다. 2022년 기준, 글로벌 패스트푸드 시장 규모는 약 9,000억 달러에 달했으며, 이 수치는 계속해서 증가하는 추세입니다.

 패스트푸드 소비가 늘어나면서, 전 세계적으로 건강 위기가 심화되고 있습니다. 세계보건기구(WHO)는 비만이 전염병처럼 확산되고 있으며, 2030년까지 세계 인구의 약 20%가 비만에 이를 것이라고 경고했습니다. 특히, 젊은 세대에서 나타나는 비만과 당뇨병의 증가는 미래 세대의 건강과 생산성에 심각한 영향을 미칠 수 있습니다.

이러한 건강 위기를 해결하기 위해서는 개인의 선택뿐만 아니라, 사회적 노력이 필요합니다. 패스트푸드의 대안으로 전통적인 식단과 신선한 재료로 만든 음식을 선택하는 것이 중요합니다. 전통 음식은 저칼로리, 고영양소를 포함하며, 신체의 균형을 유지하는 데 도움을 줍니다. 특히, 발효 음식과 천연 재료는 장 건강과 면역력 향상에 탁월한 효과를 보입니다.

패스트푸드의 편리함과 유혹은 당장은 만족감을 줄 수 있지만, 장기적으로는 건강을 해치고 삶의 질을 저하시킬 수 있습니다. 특히 젊은 세대는 이러한 문제를 직면하며 더 나은 선택을 할 필요가 있습니다. 건강한 식습관을 형성하고 전통적인 음식을 재발견하는 것은 단순히 개인의 건강을 넘어, 사회 전체의 미래를 위한 필수적인 과제가 될 것입니다.

2. 비만, 성인병, 난임의 연결고리

비만과 성인병은 단순히 건강을 해치는 문제를 넘어, 난임과 생식건강에까지 깊은 영향을 미칩니다. 현대사회에서 점점 증가하는 비만은 개인의 삶의 질을 저하 시킬 뿐만 아니라, 새로운 생명을 잉태하는데 장애

요인으로 작용하고 있습니다. 비만과 성인병이 남성과 여성 모두의 생식건강에 미치는 영향을 이해하고, 이를 극복하기 위한 대안을 찾는 것은 건강한 사회를 위한 중요한 과제입니다.

비만은 체질량지수(BMI)로 측정되며, BMI가 25 이상이면 과체중, 30 이상이면 비만으로 분류됩니다. 성인병은 주로 비만과 관련된 만성 질환으로, 고혈압, 당뇨병, 심혈관 질환, 고지혈증 등이 포함됩니다. 이러한 질환은 나이가 들수록 발생 확률이 높아지며, 특히 비만으로 인한 내장지방의 축적은 이러한 질환의 주요 원인으로 지목됩니다.

비만과 성인병은 난임 문제와 밀접하게 연결되어 있습니다. 비만은 생식 호르몬의 균형을 무너뜨리고, 배란 장애나 정자 운동성 저하를 유발합니다. 여성의 경우, 비만은 다낭성 난소 증후군(PCOS)의 주요 원인 중 하나로, 이는 배란을 방해하고 임신 가능성을 낮춥니다. 남성의 경우, 비만은 테스토스테론 수치를 감소시키고, 정자의 질과 운동성을 저하시킵니다. 또한, 비만으로 인해 성인병이 발생하면 생식 건강은 더욱 악화됩니다. 고혈압과 당뇨병은 혈류를 감소시키고, 이는 남성과 여성 모두의 생식기관에 부정적인 영향을 미칩니다.

나이에 따른 비만과 성인병의 위험은 생식 건강에 추가적인 도전을 제공합니다. 35세 이후 여성은 난소 기능이 자연스럽게 저하되며, 이 시점에서 비만과 성인병이 겹칠 경우 임신 가능성은 급격히 낮아집니다. 남성도 나이가 들수록 비만이 증가하고 정자의 질이 저하될 수 있으며, 이는 임신의 성공 확률을 감소시킵니다.

이러한 문제를 해결하기 위해서는 체중 관리와 성인병 예방이 필수적입니다. 우선, 건강한 식습관이 중요한 역할을 합니다. 전통 음식은 건강한 체중을 유지하고, 생식 건강을 회복하는 데 효과적인 대안입니다. 된장, 고추장, 김치 같은 발효 음식은 장 건강을 개선하고, 체내 염증을 줄이며, 생식 호르몬 균형을 회복하는 데 도움을 줍니다. 또한, 천일염을 사용한 음식은 체내 나트륨 배출을 촉진하며, 신체 균형을 유지하는 데 기여합니다.

운동은 비만과 성인병을 예방하는 데 필수적인 요소입니다. 규칙적인 운동은 체중을 관리하고, 혈압과 혈당 수치를 조절하며, 생식 건강을 증진합니다. 특히 유산소 운동과 근력 운동의 조합은 체지방을 줄이고 근육량을 증가시켜, 생식 기관으로의 혈류를 개선합니다.

스트레스 관리도 중요합니다. 스트레스는 코르티솔 수치를 증가시켜 체내 지방 축적을 촉진하고, 생식 호르몬의 균형을 방해합니다. 명상, 요가, 심호흡과 같은 이완 기법은 스트레스를 완화하며, 몸과 마음의 균형을 유지하는 데 도움을 줍니다.

비만과 성인병이 난임의 주요 원인 중 하나라는 사실은 우리가 건강한 삶의 방식을 선택해야 할 이유를 분명히 보여줍니다. 체중을 관리하고, 건강한 음식을 선택하며, 스트레스를 줄이는 것은 단순히 생식 건강을 회복하는 것에 그치지 않고, 더 나아가 삶의 질을 향상시키는 데 중요한 역할을 합니다. 변화는 어렵지만, 작은 실천이 큰 차이를 만듭니다. 이러한 노력은 개인의 건강을 넘어, 다음 세대를 위한 건강한 시작을 만드는 밑거름이 될 것입니다.

3. 전통 식품 위주의 식생활 전환이 필요한 이유

현대 사회에서 전통 음식은 단순히 과거의 유산으로만 남아 있지 않습니다. 오히려 이는 우리의 건강과 생명력을 되찾는 열쇠이자, 특히 임신을 준비하는 부부들에게 새로운 가능성을 열어주는 중요한 선택이 될 수 있습니다. 저출산과 난임이 심화되는 지금, 전통 음식이 지닌 치유의 힘은 그 어느 때보다 주목받아야 합니다.

전통 음식의 중요성을 강조하는 이유는 단순합니다. 전통 음식은 단지 영양을 공급하는 것을 넘어, 우리 몸을 해독하고 생명력을 되찾게 합니다.
과거 장관 시절, 전통 음식과 서양 음식이 생식 건강에 미치는 영향을 연구한 결과를 통해, 전통 음식이 얼마나 강력한 영향을 미치는지 확인할 수 있었습니다. 발효 음식을 꾸준히 섭취한 사람들은 정자의 운동성과 질이 월등히 개선되었으며, 이는 생식 기관의 건강을 향상시키는 데 중요한 역할을 했습니다.

발효 음식은 그 자체로 하나의 생명력을 담고 있습니다. 된장, 고추장, 김치, 젓갈과 같은 음식들은 발효 과정을 통해 유익한 미생물을 우리 몸에 전달합니다. 이는 장 건강을 개선하고 면역력을 강화하며, 몸의 균형을 되찾아주는 역할을 합니다. 우리 조상들이 수백 년 동안 발효 음식을 통해 건강을 유지하고 다음 세대를 이어갈 수 있었던 이유도 여기에 있습니다.

현대인의 식습관 변화는 건강에 심각한 문제를 초래하고 있습니다. 서구화된 식습관과 가공식품, 패스트푸드의 과도한 섭취는 몸에 독소를 쌓고, 비만과 성인병, 그리고 난임과 같은 문제를 유발합니다. 임신을 준비하는 부부들에게 이는 큰 걸림돌로 작용합니다. "건강한 임신과 출산은 몸과 마음, 그리고 식습관의 조화에서 시작됩니다." 전통 음식은 이러한 조화를 이루는 가장 기본적이고도 강력한 방법입니다.

전통 음식으로의 전환은 단순한 건강 회복의 문제가 아닙니다. 이는 새로운 생명을 맞이하기 위한 몸과 마음의 준비 과정입니다. 된장과 고추장은 몸을 따뜻하게 하고, 발효 과정에서 생성된 유산균은 장내 환경을 정화합니다. 김치와 젓갈은 항산화 성분과 필수 미네랄을 제공하며, 이는 생식 기관의 기능을 향상시키는 데 도움을 줍니다. 이러한 음식들은 현대의 난임 문제를 해결하기 위한 강력한 도구가 될 수 있습니다.

전통 음식의 가치는 단지 음식의 차원을 넘어섭니다. 음식은 우리의 건강과 생명을 연결하는 매개체이며, 이를 통해 우리는 잃어버린 생명력을 되찾을 수 있습니다. 전통 음식은 단순한 대안이 아니라, 건강한 임신과 출산을 위해 필수적으로 선택해야 할 길입니다.

필자는 전통 음식의 중요성을 알리고 이를 더 많은 사람들에게 실천하게 하기 위해 다양한 노력을 기울여 왔습니다. 전통 음식의 산업화를 통해 누구나 접근할 수 있는 환경을 조성하고, 강연과 교육을 통해 그 가치를 전달하려고 노력했습니다. 이러한 노력은 단지 건강한 개인과 가족을 만드는 것을 넘어, 건강한 사회를 이루는 데 기여할 수 있습니다.

전통 음식은 과거의 유산이지만, 오늘날의 문제를 해결하고 미래를 준비하는 데 필요한 강력한 도구입니다. 이를 실천함으로써 우리는 건강한 생명과 생태계를 이어갈 수 있습니다. 전통 음식은 단순히 우리의 식탁 위에 머무르지 않고, 우리 삶의 중심으로 자리 잡아야 합니다.

제 3부

땅과 한식, 생명을 살리다

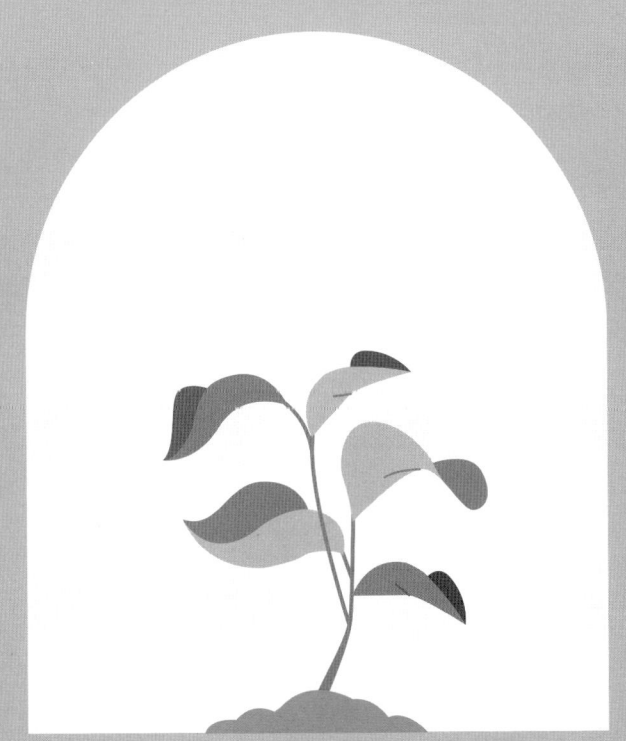

1장

흙이 생명이다

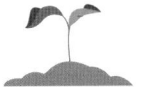

농업은 단순히 먹거리를 생산하는 경제 활동에 그치지 않습니다. 그것은 생명의 근원이자, 인간의 존재를 지속 가능하게 만드는 가장 기본적인 기반입니다. 필자는 "흙은 생명"이라는 철학을 통해, 농업이 우리 사회와 개인의 건강, 그리고 생명의 순환에 얼마나 중요한 역할을 하는지를 강조해왔습니다. 이 철학은 특히 난임과 불임 문제를 해결하는 데 있어 농업이 어떻게 기여할 수 있는지에 대한 깊은 고민에서 비롯되었습니다.

난임과 불임 문제는 단순히 개인의 생물학적 문제를 넘어서, 현대 사회의 구조와 우리의 생활 방식이 만들어낸 복합적인 결과물입니다. 잘못된 식습관, 환경 독소, 그리고 산업화된 식품 체계는 우리 몸의 균형을 무너뜨리고, 생식 건강을 약화시키고 있습니다. 이러한 문제를 해결하기 위해, 우리는 농업의 본질로 돌아가야 합니다. 우리 농산물은 단순히 음식을 제공하는 것을 넘어, 생명을 준비하고 잉태할 수 있는 건강한 환경을 제공합니다.

1. 건강한 흙에서 건강한 몸

우리가 먹는 음식은 모두 땅에서 시작됩니다. 농업은 생명의 순환을 가능하게 하는 중요한 매개체입니다. 건강한 땅에서 재배된 식재료는 우리 몸에 필수적인 영양소를 공급하며, 생식 건강을 포함한 전반적인 건강을 유지하는 데 중요한 역할을 합니다. 예를 들어, 한국의 전통 농업은 발효식품과 같은 생명력있는 음식을 생산하는 데 기여해왔습니다. 된장, 고추장, 간장 같은 발효식품은 천연 미생물과 함께 몸을 정화하고 면역력을 강화하며, 생식 건강을 회복시키는 데 중요한 역할을 합니다.

친환경 농업은 또한 환경 독소를 줄이고, 건강한 식품을 제공함으로써 생식 능력을 보호합니다. 산업화된 농업에서 사용되는 화학 비료와 농약은 토양을 오염시키고, 이를 통해 자란 식품은 우리의 몸에 독소를 축적시킬 수 있습니다. 반면, 지속 가능한 방식으로 운영되는 친환경 농업은 이러한 문제를 줄이며, 우리 몸에 필요한 필수 미네랄과 비타민을 제공하는 건강한 음식을 생산합니다. 천일염과 같은 자연 재료는 이러한 친환경 농업의 산물로, 건강한 식탁을 준비하는 데 없어서는 안 되는 재료입니다.

난임과 불임 문제를 해결하기 위해, 우리는 농산물의 가치와 본질을 다시 바라봐야 합니다. 건강한 농업은 단지 개인의 건강을 개선하는 것을 넘어, 사회 전체의 지속 가능성을 보장합니다. 농업은 우리의 몸과 마음을 치유하는 힘을 가지고 있으며, 이를 통해 생명을 잉태하고 새로운 세대를 준비할 수 있는 힘을 제공합니다.

필자는 독자 여러분이 농업의 힘을 믿고, 이를 통해 삶을 변화시킬 수 있기를 바랍니다. 건강한 농업은 건강한 음식을, 그리고 건강한 음식은 건강한 생명을 만듭니다. 이 순환을 통해 우리는 난임과 불임 문제를 극복하고, 더 나은 미래를 만들 수 있습니다. 흙은 곧 생명입니다. 그 생명은 우리가 심고 가꾸는 작은 씨앗에서 시작되어, 세대와 세대를 이어가는 큰 순환으로 이어질 것입니다.

2. 땅과 몸의 공통된 위기: 오염과 쇠퇴

땅과 인간은 서로 밀접히 연결되어 있습니다. 땅은 우리의 식량을 키우고, 우리가 숨 쉬는 공기를 제공하며, 생명력을 유지하는 근원입니다. 동시에, 우리의 몸은 땅에서 얻는 모든 것으로 구성되며, 땅의 건강이 곧 우리의 건강과 직결됩니다. 그러나 현대 사회에서 땅과 몸은 모두 심각한 위기를 맞고 있습니다. 과도한 개발과 오염으로 인해 땅은 생명력을 잃어가고 있으며, 잘못된 식습관과 환경 독소는 우리의 몸을 약화시키고 있습니다. 이 위기는 우리 모두가 직면한 과제입니다.

우리 조상들은 땅을 신성하게 여기며, 그 생명력을 유지하기 위해 세심한 노력을 기울였습니다. 고대 한국에서는 윤작(輪作)과 휴경(休耕)을 통해 땅을 쉬게 하고, 자연적인 영양 순환을 촉진했습니다. 윤작은 한 가지 작물을 반복해서 재배하지 않고, 곡물과 콩과 작물을 번갈아 심어 땅의 질소를 보충하는 방법입니다. 이는 오늘날 유기농법의 근본 원리와도 닮아 있습니다.

휴경은 농지를 일정 기간 경작하지 않고 그대로두어 땅이 스스로 회복할 시간을 주는 방식입니다. 조선 후기 농서인 '임원경제지'는 휴경의 중요성을 강조하며, 자연의 흐름을 따르는 농업방식을 제안했습니다. 이러한 전통은 지속가능한 농업을 실천하는 지혜로운 방법으로, 땅과 자연의 균형을 유지하는데 크게 기여했습니다.

성경에서도 땅의 회복과 생명력 순환을 강조한 사례를 찾아 볼 수 있습니다. 구약성경 레위기 25장은 희년(Jubilee)에 대해 언급하며, 땅을 50년마다 쉬게하고, 모든 생명이 다시 시작할 수 있는 기회를 제공하라고 가르칩니다.

오늘날 우리는 땅을 과도하게 개발하고, 자연의 순환을 무시하며 살아가고 있습니다. 대규모 도시화와 산업화는 농경지를 감소시키고, 환경 파괴를 가속화하고 있습니다. 무분별한 화학 비료와 농약의 사용은 땅의 자연적인 영양 순환을 방해하며, 토양 내 미생물 생태계를 파괴합니다. 이러한 방식은 단기적으로는 생산성을 높이는 것처럼 보이지만,

장기적으로는 땅의 생명력을 고갈시키는 결과를 초래합니다.

또한, 플라스틱과 같은 오염물질은 땅과 물, 그리고 공기를 오염시키며, 이로인해 농작물과 인간의 건강까지 위협받고 있습니다. 플라스틱 미세입자는 토양에 축적되어 농작물에 흡수되고, 결국 우리의 식탁에까지 도달합니다. 이는 단지 환경문제를 넘어, 우리의 생명과도 연결된 심각한 위협입니다.

땅의 위기는 우리의 몸에도 반영되고 있습니다. 현대 사회의 많은 사람들이 즉석식품과 가공식품에 의존하며, 이는 건강에 치명적인 영향을 미칩니다. 이러한 음식들은 과도한 나트륨, 인공 첨가물, 그리고 영양소 부족으로 인해 몸에 독소를 축적시키고, 면역력을 약화시키며, 만성 질환과 난임, 불임 같은 문제를 야기합니다.

땅과 몸의 생명력을 되찾기 위해 우리는 자연과의 조화를 다시 배워야 합니다. 농업에서는 윤작과 휴경을 실천하고, 화학 비료와 농약 사용을 줄이며, 퇴비와 유기물을 활용해야 합니다. 이는 땅의 건강을 회복시키는 데 필수적이며, 지속 가능한 농업을 위한 첫걸음이 될 것입니다.

우리 식탁 역시 건강한 선택으로 채워져야 합니다. 전통 발효식품은 장내미생물을 활성화하고, 면역력을 강화하며, 생식건강에 긍정적인 영향을 미칩니다. 된장, 고추장, 김치와 같은 음식은 단순한 조미료를 넘어, 우리의 몸을 치유하는 강력한 도구입니다.

천일염과 같은 자연 소금은 화학적으로 처리된 정제염보다 건강에 훨씬 더 유익하며, 독소를 제거하고 몸의 균형을 회복하는데 도움을 줍니다. 우리의 몸은 건강한 땅에서 자란 음식으로 채워질 때 비로소 생명력을 되찾을 수 있습니다.

땅과 몸의 위기는 단순히 환경문제나 개인의 건강문제에 그치지 않습니다. 그것은 우리가 살아가는 방식과 미래세대를 위한 지속가능한 선택에 관한 문제입니다. 조상들의 지혜와 성경의 교훈에서 배우듯, 우리는 땅을 존중하고, 몸을 돌보며, 자연과 조화를 이루는 삶을 실천해야합니다.

땅과 몸의 생명력을 되찾는 작은 행동이 세상을 바꾸는 큰 변화로 이어질 수 있습니다. 땅을 살리고, 몸을 치유하며, 우리의 식탁에 건강과 생명을 되돌릴 때, 우리는 더 나은 미래를 만들어갈 수 있습니다. 땅과 몸은 우리의 선택과 행동에 따라 다시 생명력을 회복할 수 있습니다. 그것은 바로 우리 손에 달려 있습니다.

3. 몸을 치유하는 방법: 땅을 살리는 방식에서 배우다

(1) 조상들의 지혜

한국의 농업은 삼국시대부터 조선 시대까지 자연과 조화를 이루는 전통적 방식으로 발전해왔습니다. '삼국사기'에는 땅을 돌보고 휴경을 실천하는 농업 방식이 언급되어 있습니다. 당시 농업은 단순히 곡물을 재배하는 것을 넘어, 땅의 건강을 유지하기 위한 다양한 방법을 포함했습니다.

고려 시대에는 퇴비를 활용한 농업이 적극적으로 실천되었습니다. 퇴비는 자연적으로 분해된 유기물을 땅에 보충함으로써 땅의 영양분을 회복시키고, 지속 가능한 농업을 가능하게 했습니다. 고려의 농업 기술서 '농상집요'는 이러한 퇴비 사용법과 작물의 윤작(輪作)을 상세히 기록하며, 자연과의 조화를 강조했습니다.

조선 시대에는 농업 생산성을 높이기 위한 기술이 발전했지만, 동시에 땅을 쉬게 하는 휴경과 작물 순환 재배를 지속적으로 실천했습니다. '임원경제지'와 같은 농서는 땅의 건강을 유지하기 위한 방법을 체계적으로 정리하며, 후손들에게 지속 가능한 농업의 중요성을 일깨웠습니다.

우리의 몸도 땅처럼 자연과의 조화를 통해 치유될 수 있습니다. 현대의 많은 질병은 잘못된 식습관과 환경 독소에서 비롯됩니다. 특히 즉석식품과 가공식품의 과도한 섭취는 우리 몸에 독소를 축적시키고, 면역 체계를 약화시키며, 생식 건강에 부정적인 영향을 미칩니다.

우리 조상들은 자연에서 얻은 재료를 활용해 음식을 만들며, 몸과 마음의 건강을 유지했습니다. 발효식품은 그들의 지혜를 보여주는 대표적인 사례입니다. 된장, 고추장, 간장, 그리고 김치는 모두 자연의 재료와 전통적인 발효 방법을 통해 만들어졌습니다. 발효 과정에서 생성되는 유산균은 장내 환경을 개선하고 면역력을 강화하며, 생식 건강을 포함한 전반적인 건강을 회복하는 데 도움을 줍니다.

특히 된장은 단백질과 비타민이 풍부하고, 고추장은 항산화 물질을 포함하여 염증을 줄이고 혈액 순환을 개선합니다. 김치는 비타민 C와 유산균이 풍부해 장내 독소를 배출하고 면역력을 강화하는 데 탁월합니다. 이러한 음식들은 단순히 맛을 위한 조미료가 아니라, 우리 몸을 정화하고 건강을 되찾는 중요한 도구입니다.

또한 소금은 모든 음식의 기본 재료이며, 우리 몸의 전해질 균형을 유지하는 데 필수적입니다. 그러나 소금의 종류와 품질은 우리의 건강에 큰 차이를 가져옵니다. 천일염과 같은 자연 소금은 미네랄 함량이 높아, 화학적으로 처리된 정제염보다 건강에 더 이롭습니다. 천일염은 나트륨, 칼륨, 마그네슘과 같은 필수 미네랄을 포함하고 있어 신체의 균형을 유지하고, 독소를 배출하며, 면역력을 강화하는 데 도움을 줍니다.

우리 조상들은 바닷물을 증발시켜 얻는 천일염을 사용해 음식을 만들며, 이 소금을 발효식품에 활용해 건강을 유지했습니다. 천일염은 특히 발효과정에서 중요한 역할을 하며, 발효식품의 맛과 영양을 풍부하게 만듭니다.

(2) **왕의 식단에 드러난 생명**

조선 시대의 왕의 식단은 건강과 생명을 유지하기 위해 철저하게 계획된 음식 체계였습니다. '조선왕조실록'과 '승정원일기'에는 왕의 건강과 식단에 관한 기록이 상세히 남아 있습니다. 이 기록들은 왕의 식단이 단순한 사치가 아니라 건강 유지와 장수를 위해 체계적으로 구성되었음을 보여줍니다.

예를 들어, 왕은 계절에 따라 가장 신선한 제철 재료로 만든 음식을 섭취했습니다. 봄에는 냉이와 달래 같은 나물, 여름에는 오이와 열무, 가을에는 버섯과 더덕, 겨울에는 영양이 풍부한 곡물과 뿌리채소가 주를 이루었습니다. 이는 계절별로 필요한 영양소를 공급하며, 몸의 균형을 유지하는 데 도움을 주었습니다.

또한, 왕의 식단에는 발효식품이 중요한 위치를 차지했습니다. 된장과 간장은 국물 요리에 필수적으로 사용되었으며, 김치는 비타민과 유산균을 공급하며 장 건강을 도왔습니다.

'동의보감'에서는 음식이 약이 될 수 있음을 강조하며, 생강, 마늘, 대추와 같은 음식이 혈액 순환을 돕고 면역력을 강화한다고 기록하고 있습니다. 왕의 식단에도 이러한 약선 음식들이 포함되어 있어, 왕의 전반적인 건강과 생식력을 유지하는 데 기여했습니다.

이러한 기록들은 왕의 식단이 단순한 영양 공급을 넘어, 음식과 건강의 조화를 이루기 위해 만들어졌음을 보여줍니다. 이러한 지혜는 오늘날 난임과 불임 문제를 극복하기 위한 식단 설계에 영감을 주는 중요한 자료로 남아 있습니다.

조선 시대 왕의 식단은 단순히 권력을 상징하는 음식을 넘어서, 건강을 유지하고 생명을 이어가기 위한 정교한 계획으로 구성되었습니다. 왕의 식탁에는 생명력과 기운을 북돋는 재료들이 엄선되어 사용되었습니다.

첫째, 된장과 간장과 같은 발효식품은 필수적인 반찬으로 제공되었습니다. 된장은 신체의 면역 체계를 강화하며, 장내 환경을 개선하여 몸의 독소를 배출하는 데 도움을 줍니다. 왕의 식탁에서는 이러한 발효식품이 국이나 찌개, 나물 요리와 함께 제공되어 전반적인 건강을 유지하도록 했습니다.

둘째, 쌀과 잡곡의 조화는 왕의 에너지를 지속적으로 공급하는 중요한 요소였습니다. 흰쌀밥에 조와 기장을 섞어 먹는 방식은 곡물의 영양소를 보완하며, 신체의 기운을 북돋는 역할을 했습니다. 이는 오늘날에도 난임과 불임으로 고생하는 사람들에게 권장할 수 있는 균형 잡힌 탄수화물 섭취 방식입니다.

셋째, 제철 채소와 약선 음식은 왕의 건강을 지원했습니다. 냉이와 달래 같은 나물이, 영양이 풍부한 버섯과 더덕 등을 사용했습니다. 이러한 재료들은 비타민과 미네랄을 공급하며 생식 기관의 건강을 유지하는 데 도움을 줍니다.

넷째, 육류는 양질의 단백질 공급원으로 왕의 식탁에서 중요한 위치를 차지했습니다. 그러나 육류는 과도하게 제공되지 않았으며, 생강과 마늘 같은 소화에 도움을 주는 재료들과 함께 조리되었습니다. 생강은 혈액 순환을 촉진하며, 마늘은 면역 체계를 강화하는 데 효과적이어서 생식 건강에도 긍정적인 영향을 미칩니다.

(3) 난임과 불임 극복을 위한 전통 식단

발효식품 중심 식단 – 된장, 고추장, 김치와 같은 발효식품을 매일 섭취하는 것이 중요합니다. 장 건강은 면역력뿐만 아니라 생식 건강에도 직접적으로 영향을 미칩니다. 이러한 발효식품은 독소를 배출하고, 신체의 균형을 회복하며, 호르몬 기능을 지원합니다.

천연 미네랄이 풍부한 천일염 사용 – 천일염은 화학적으로 처리된 정제염과 달리 나트륨, 칼륨, 마그네슘 등 필수 미네랄을 포함하고 있어 생식 건강에 이롭습니다. 천일염으로 조리한 음식은 몸의 독소를 제거하고 생식 기관의 혈액 순환을 돕습니다.

잡곡과 제철 채소의 조화 – 쌀밥에 잡곡을 섞어 먹으며, 제철 채소를 활용한 나물 반찬을 곁들입니다. 예를 들어, 봄에는 냉이와 달래를, 여름에는 오이와 열무를 활용한 반찬을 섭취합니다. 이러한 채소들은 신선한 영양소를 제공하며, 몸의 피로를 해소하고 생식을 준비하는 몸을 돕습니다.

단백질과 지방의 균형 – 단백질은 생식 세포의 형성과 건강을 유지하는 데 필수적입니다. 육류는 양질의 단백질 공급원이지만, 적당히 섭취하며, 생강과 마늘 같은 소화를 돕는 재료와 함께 조리하면 됩니다. 생선은 필수 지방산인 오메가-3를 제공하며, 생식 건강을 지원하는 좋은 선택입니다.

전통 차와 약선 음식 - 녹차와 국화차 같은 전통 차는 항산화 성분을 제공하며 몸을 정화하는 데 도움을 줍니다. 또한, 대추차나 생강차는 혈액 순환을 촉진하여 생식 건강에 긍정적인 영향을 미칩니다.

조상들이 전통 발효식품과 천연 재료를 활용하여 몸과 마음을 치유한 지혜는 오늘날에도 여전히 유효합니다. 난임과 불임을 극복하기 위한 식단은 단순히 영양소의 섭취를 넘어, 몸과 자연의 조화를 이루는 것입니다. 건강한 식습관과 전통적인 재료로 구성된 식단은 생명력을 되살리고, 새로운 생명을 잉태하는 데 큰 힘이 될 것입니다.

4. 선진국들의 땅을 활용하는 지혜

농업과 식문화는 각 나라의 전통과 역사에 깊이 뿌리를 두고 있으며, 각 지역에서 생긴 농업방식과 음식문화는 자연과 사람 사이의 조화를 이루는 중요한 지표입니다.

오늘날, 많은나라들이 지속 가능한 농업과 전통적 인식문화의 가치를 인정하고, 이를 통해 건강한 삶을 유지하는 방안을 모색하고 있습니다. 특히, 프랑스, 일본, 미국, 영국, 독일등의 선진국들은 자연과의 균형을 이루는 농업과 음식문화를 발전 시키고 있으며, 이러한 전통들은 건강한 식습관과 생태적 지속가능성을 촉진하는 중요한 역할을 하고 있습니다. 이와함께, 한국의 독특한 농업과 식문화 역시 세계적인 흐름과

일맥 상통하면서도 고유의 특징을 지니고 있습니다.

(1) 프랑스, 유기농과 전통적인 방법의 조화

프랑스는 세계적으로 유기농 농업의 선도국 중 하나로, 자연을 존중하며 지속 가능한 농업을 실천해오고 있습니다. 프랑스의 대표적인 농업 지역인 '**게랑드**(Guérande)'는 전통적인 방법으로 생산되는 천일염으로 유명합니다.

게랑드 소금은 자연의 바람과 태양을 이용해 바닷물을 증발시키는 방식으로 생산되며, 화학 물질을 일절 사용하지 않고 완전히 자연적인 과정을 거쳐 만들어집니다. 이 과정은 소금의 맛과 질감을 풍부하게 하고, 자연에서 얻은 미네랄을 그대로 보존합니다. 게랑드 소금은 단순히 맛을 더하는 조미료로만 사용되지 않으며, 건강을 지키는 중요한 식품으로 인식되고 있습니다. 이처럼 프랑스의 농업은 자연과의 조화를 이루면서도 높은 품질의 농산물을 생산하는 데 초점을 맞추고 있으며, 전 세계적으로 유기농 농업의 가치를 알리고 있습니다.

프랑스의 전통적인 농업 방식은 단순히 소금이나 농산물 생산에 그치지 않습니다. 또한 천연 재료와 지역 식품을 중심으로 한 음식 문화를 유지하고 있으며, 이는 건강에 좋은 식습관을 이끌어내는 데 중요한 역할을 합니다. 프랑스의 대표적인 발효식품인 라따뚜이와 에멘탈 치즈와 같은 음식들은 발효 과정을 거치며 장 건강을 증진시키고 면역력을 높이는 데 기여합니다. 이러한 발효식품은 자연적인 재료로 만들어지며, 전통적인 방식이 건강에 미치는 긍정적인 영향을 실증적으로 보여주는 좋은 예입니다.

(2) 일본, 자연농법과 발효식품의 전통

일본은 자연과의 조화로운 관계를 중요시하며, 자연농법을 실천하는 대표적인 나라입니다. 일본의 농업은 윤작, 휴경, 퇴비 사용과 같은 전통적인 방법을 통해 땅을 보호하고, 지속 가능한 생산 방식을 유지합니다. 특히, 일본 농업의 핵심은 '자연 농법'입니다. 자연 농법은 화학 비료와 농약을 사용하지 않고, 자연적인 방식으로 농작물을 재배하는 방식으로, 일본 농민들은 이를 통해 환경을 보호하고, 농작물의 품질을 높이고 있습니다.

일본의 전통적인 식문화 중에서 발효식품은 중요한 역할을 합니다. 미소와 나토, 된장과 간장은 일본 음식의 핵심적인 부분으로, 이들 발효식품은 장 건강과 면역력을 강화하는 데 매우 중요합니다.

미소는 발효된 콩으로 만들어지며, 콩에는 단백질과 섬유질, 비타민이 풍부하게 들어 있어 생식 건강에도 도움을 줄 수 있습니다. 나토는 발효된 콩을 사용해 만든 일본의 전통적인 음식으로, 이 또한 소화를 촉진하고 장 건강을 개선하는 데 도움을 줍니다. 일본 사람들은 이러한 발효식품을 매일의 식단에 포함시켜 면역력과 생식 건강을 유지하고 있습니다.

(3) 미국과 영국, 산업화된 농업과 유기농의 결합

미국과 영국은 농업의 산업화를 통해 대규모 생산 방식을 채택했지만, 동시에 유기농과 지속 가능한 농업에 대한 관심도 커지고 있습니다.

미국에서는 특히 유기농 제품의 수요가 급증하면서, 유기농 농업과 친환경적인 생산 방식이 중요한 이슈로 떠오르고 있습니다. 예를 들어, 농장은 유기농 농업을 통해 다양한 과일과 채소를 생산하고 있으며, 농업의 지속 가능성과 환경 보호를 위해 화학 비료와 농약을 사용하지 않습니다. 이러한 유기농 농장은 환경을 보호하면서도 고품질의 농산물을 생산하는 데 집중하고 있습니다.

영국에서는 또한 유기농 농업을 촉진하기 위해 여러 정책과 프로그램을 도입하고 있습니다. 영국의 대표적인 발효식품인 치즈와 요거트는 자연 발효 과정을 거쳐 만들어지며, 이는 장 건강과 면역력 증진에 도움을 줍니다. 또한, 영국에서는 전통적인 채소 재배 방법과 윤작, 그리고 환경 친화적인 농업 기술을 통해 지속 가능한 농업을 실천하고 있습니다.

(4) 세계적인 농업 방식의 공통점과 한국의 독특한 특징

프랑스, 일본, 미국, 영국, 독일 등 선진국들은 자연과의 조화를 이루는 지속 가능한 농업을 실천하고 있으며, 발효식품을 통한 건강 증진에 많은 가치를 두고 있습니다. 이들 나라에서는 자연 농법과 유기농 농업을 통해 땅을 보호하고, 전통 발효식품을 활용하여 장 건강과 면역력을 증진시키는 방법을 채택하고 있습니다. 한국 또한 이러한 세계적인 흐름과 유사한 방식으로 농업과 식문화를 발전시켜 왔으며, 천일염과 발효식품을 중심으로 한 건강한 식단이 중요한 역할을 하고 있습니다.

한국의 독특한 점은 전통 발효식품과 자연 소금을 일상에서 적극적으로 사용하며, 이러한 문화가 뿌리 깊게 이어져 있다는 것입니다. 또한, 한국의 농업은 지속 가능한 방식으로 땅과 사람을 돌보는 데 집중하며, 이는 다른 나라들과의 차별화된 특징을 가지고 있습니다.

5. 땅과 몸을 되살리기 위한 우리의 노력

땅이 생명력을 잃는다는 것은 단지 농업생산성의 문제가 아니라, 인간의 건강과 미래 세대의 생존을 위협하는 심각한 위기입니다. 이를 해결하기 위해서는 농민, 정부, 소비자가 각각의 역할을 다하며 협력해야 합니다. 땅을 되살리는 것은 곧 우리 몸을 치유하고 살리는 방법입니다.

(1) 땅과 대화하며 자연과 조화를 이루다

농민은 땅을 직접 다루는 주체로, 땅의 생명력을 되살리는 데 가장 중요한 역할을 합니다. 그들은 단순히 작물을 재배하는 생산자가 아니라, 땅과 자연과의 대화를 통해 지속 가능한 농업의 가능성을 열어가는 사람들이기도 합니다.

친환경 농업은 이러한 노력을 보여주는 대표적인 사례입니다. 농민들은 화학 비료와 농약 사용을 줄이고, 퇴비와 자연 유래의 유기물을 사용해 땅의 영양 순환을 돕습니다. 이러한 방식은 땅 속 미생물의 생태계를 복원하며, 토양의 비옥함을 회복시킵니다. 화학 물질을 줄이는 농업 방식은 단기적으로는 노동과 비용이 더 들 수 있지만, 장기적으로는 땅의 건강을 유지하고 생산성을 높이는 결과를 가져옵니다.

또한, 농민들은 윤작과 휴경을 실천하며 땅을 무리하게 사용하는 것을 방지합니다. 윤작은 땅이 특정 영양소의 고갈을 피할 수 있도록 작물의 종류를 번갈아 가며 심는 방식입니다. 이는 땅을 자연스럽게 회복시키는 효과적인 방법으로, 땅과 인간의 관계를 지속 가능한 수준으로 유지합니다.

휴경은 땅을 일정 기간 쉬게 함으로써, 토양이 스스로의 생명력을 회복할 수 있는 시간을 제공합니다. 이러한 전통적인 방법은 오늘날에도 여전히 유효하며, 지속 가능한 농업의 핵심적인 요소로 자리 잡고 있습니다.

(2) 정부, 농업의 생태적 전환을 지원해야 한다

정부는 농민들이 지속 가능한 농업을 실천할 수 있도록 정책적, 경제적 지원을 제공하는 역할을 맡고 있습니다. 단순히 규제를 부과하거나 지침을 제시하는 것을 넘어, 정부는 농업의 생태적 전환을 가능하게 하는 촉진자로서의 역할을 해야 합니다.

친환경 농업을 실천하는 농민들에게 인센티브를 제공하는 정책은 그 시작점입니다. 예를 들어, 화학 비료와 농약 사용을 줄이는 농업 방식을 채택한 농민들에게 보조금을 지원하거나, 세제 혜택을 제공하는 방식입니다. 또한, 정부는 친환경 농업 기술 개발을 위한 연구를 적극적으로 지원하며, 농민들에게 필요한 교육과 자원을 제공해야 합니다.

더불어, 지역 농산물 유통망을 구축하고 강화하는 것도 중요합니다. 농민들이 생산한 지역 농산물이 소비자에게 원활히 전달될 수 있도록 인프라를 제공하면, 지역 경제를 활성화하면서도 환경에 미치는 영향을 줄일 수 있습니다. 예를 들어, 지역 직거래 장터나 온라인 플랫폼을 통해 소비자와 농민을 직접 연결하는 방식이 점차 확대되고 있습니다.

정부는 또한 국민들에게 건강한 식문화를 장려하는 캠페인을 운영하며, 지속 가능한 식습관의 중요성을 알리는 역할도 수행해야 합니다. 교육과 홍보를 통해 소비자들이 지역 농산물의 가치를 이해하고, 이를 선택할 수 있는 환경을 조성하는 것은 정부의 중요한 임무입니다.

(3) 소비자. 지속 가능한 선택으로 변화를 이끌다

소비자는 농민과 정부의 노력에 직접적으로 영향을 미치는 주체입니다. 소비자들의 선택은 시장을 변화시키고, 건강한 농업과 식문화를 촉진하는 중요한 동력이 됩니다.

소비자들은 지역 농산물을 우선적으로 선택함으로써 지속 가능한 농업을 지원할 수 있습니다. 지역 농산물은 운송 과정에서 발생하는 탄소 배출량을 줄일 뿐만 아니라, 농민들에게 경제적 안정성을 제공합니다. 또한, 유기농 제품과 친환경 인증을 받은 제품을 구매하는 것은 화학 물질 사용을 줄이는 데 기여할 수 있는 작은 행동입니다.

소비자들은 건강한 식습관을 실천하며 식탁 문화를 변화시킬 수 있습니다. 전통 발효식품과 신선한 재료로 구성된 식단은 단순히 건강을 유지하는 것을 넘어, 몸의 균형을 회복하고 면역력을 강화하는 데 도움을 줍니다. 이는 개인의 건강뿐만 아니라, 지속 가능한 환경을 조성하는 데도 긍정적인 영향을 미칩니다.

(4) 지속 가능성을 향한 길

농민, 정부, 소비자가 함께 협력하여 지속 가능한 농업과 식문화를 만들어갈 때, 우리의 식탁은 단순한 음식 섭취의 공간을 넘어, 건강과 환경을 지키는 플랫폼이 될 것입니다. 이러한 변화는 땅의 건강을 회복시키고, 개인의 건강을 증진하며, 더 나아가 미래 세대를 위한 지속 가능한 환경을 조성하는 데 기여할 것입니다.

땅이 건강해지면, 그 땅에서 자란 농작물은 더 높은 품질과 영양소를 제공하게 됩니다. 이는 우리의 식탁을 더 건강하게 만들며, 난임과 불임을 포함한 여러 건강 문제를 예방할 수 있는 기반이 됩니다. 또한, 땅과 자연의 균형을 유지하는 농업은 기후 변화와 환경 문제를 완화하며, 지속 가능한 지구를 만드는 데 중요한 역할을 합니다.

땅을 되살리는 일은 단지 농업의 문제가 아니라, 우리의 삶과 미래 세대를 위한 필수적인 과제입니다. 농민들은 자연과 조화를 이루며 지속 가능한 농업을 실천하고, 정부는 이를 지원하며, 소비자는 책임 있는 소비를 통해 이 과정을 완성할 수 있습니다.

우리 모두의 작은 실천들이 모여, 건강한 땅과 몸을 만들고, 더 나은 미래를 열어갈 것입니다. 땅과 몸의 생명력을 회복하는 것은 단순히 오늘을 위한 선택이 아니라, 내일을 위한 투자입니다. 지속 가능한 선택을 통해, 우리는 다음 세대에게 더 나은 세상을 물려줄 수 있습니다.

2장

한식의 우수성을 입증하다

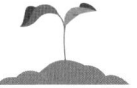

한식은 단순히 음식을 넘어, 생명을 이어가고 건강을 지키는 깊은 지혜를 담고 있습니다. 과거 농경 사회에서부터 오늘날 세계적인 문화로 자리 잡기까지, 한식은 한국인의 삶과 역사를 지탱해온 중요한 자산이었습니다. 특히 전통 발효식품과 천일염, 신선한 재료로 만들어진 한식은 현대인의 건강 문제, 특히 생식 건강과 난임 문제를 해결할 수 있는 강력한 열쇠를 제공합니다.

한식의 핵심은 자연과의 조화입니다. 된장, 고추장, 간장과 같은 발효식품은 천일염과 신선한 재료를 바탕으로 만들어졌습니다. 이들은 발효 과정에서 유익한 미생물을 생성하여 장 건강을 개선하고 면역력을 높이는 데 큰 역할을 합니다. 현대 의학은 장내 미생물이 생식 건강에 중요한 영향을 미친다는 점을 밝혔습니다. 한 연구에 따르면, 발효식품을 섭취한 남성의 정자 운동성이 크게 개선되었고, 여성의 자궁 환경 역시 더 안정적이 되었습니다. 이러한 결과는 한식이 난임과 불임 문제를 해결하는 데 실질적인 효과를 줄 수 있음을 보여줍니다.

또한, 한식의 핵심 재료인 천일염은 건강을 지키는 중요한 요소입니다. 천일염은 자연에서 추출되어 미네랄이 풍부하며, 일반적인 가공 소금보다 몸에 더 이로운 성분을 많이 함유하고 있습니다. 발효식품과 천일염의 조합은 단순히 음식의 맛을 넘어, 생명을 지키는 과학적 기반을 제공합니다.

한식은 단지 전통을 유지하는 데 그치지 않고, 세계화의 과정에서도 주목받고 있습니다. 2008년, 한국 정부는 한식 세계화 프로젝트를 시작하며 한식을 세계 무대에 소개하기 위한 다양한 노력을 기울였습니다. 김치, 비빔밥, 불고기와 같은 대표적인 한식이 해외에서 인기를 끌며, 한국의 문화적 위상을 높이는 데 기여했습니다. 특히, K-POP과 K-DRAMA의 인기에 힘입어 한식은 세계인의 식탁 위에서 새로운 문화적 중심으로 자리 잡았습니다.

한식을 세계화하면서 경제적 기회도 함께 열렸습니다. 김치와 고추장의 수출이 꾸준히 증가하며, 농업과 식품 산업 전반에 걸쳐 긍정적인 경제 효과를 가져왔습니다. 한국 음식이 단순한 현지화에 그치지 않고, 전통적 가치를 유지하면서도 현대적인 감각으로 재해석된 점은 세계인들에게 매력을 더했습니다. 예를 들어, 미국과 유럽에서는 발효식품이 건강식으로 인식되며, 한식의 핵심 요소가 웰빙 트렌드와 자연스럽게 연결되고 있습니다.

한식의 이런 특성은 저출산과 난임 문제 해결에도 큰 가능성을 제시합니다. 현대 사회에서 패스트푸드와 가공식품의 소비가 증가하면서, 생식 건강이 약화되고 난임률이 높아지고 있습니다. 반면, 한식은 신선한 재료와 자연 발효 과정을 통해 몸을 정화하고 생식력을 회복하는 데 도움을 줄 수 있습니다. 된장, 고추장, 김치와 같은 발효식품은 항산화 성분이 풍부해 몸의 염증을 줄이고, 건강한 호르몬 균형을 유지하도록 돕습니다.

또한, 한식은 단순히 개인의 건강을 넘어서, 가족과 사회의 건강한 문화를 만드는 데 기여합니다. 함께 음식을 나누는 한식의 전통은 가족 간의 유대감을 강화하고, 식사 시간을 통해 마음과 몸을 모두 치유하는 경험을 제공합니다. 이는 생명을 잉태하고 양육하는 데 있어 가장 중요한 환경적 요소 중 하나입니다.

한식은 생명을 구할 수 있는 음식입니다. 이는 단지 과거의 전통을 재발견하는 것이 아니라, 현대의 문제를 해결하는 실질적인 방법을 제공합니다. 한국은 한식이라는 자산을 통해 경제적, 문화적 자부심을 강화할 뿐만 아니라, 저출산과 난임 문제를 해결하는 데도 새로운 길을 열고 있습니다. 한식은 단순한 음식이 아니라, 건강한 삶과 미래를 위한 지혜를 담고 있는 소중한 유산입니다. 이 유산을 세계와 공유하는 일은 단지 한국의 이익을 넘어, 인류의 건강과 지속 가능성을 위한 중요한 기여가 될 것입니다.

1. 전통 음식의 영양학적 가치

음식은 단순히 배를 채우기 위한 수단이 아닙니다. 우리의 몸과 마음, 그리고 세대 간 생명을 이어주는 중요한 다리 역할을 합니다. 특히 한국의 전통 음식은 조상들이 자연과 조화를 이루며 만든 생명력의 결정체로, 그 가치가 오늘날에도 새롭게 주목받고 있습니다. 발효식품과 천일염을 기반으로 한 한식은 단순한 문화적 유산이 아니라, 현대인의 건강 문제를 해결하고 생식력을 회복하는 데 실질적인 해법을 제시합니다.

한식의 핵심은 자연에서 온 재료와 이를 가공하지 않고 살려내는 발효 과정에 있습니다. 된장, 고추장, 간장과 같은 발효식품은 장 건강을 증진하고 면역력을 강화하는 유익한 미생물을 함유하고 있습니다. 김치 역시 항산화 물질과 섬유질이 풍부해 소화를 돕고 염증을 줄이는 데 효과적입니다. 조상들은 이러한 음식을 단지 맛을 내는 조미료로 사용한 것이 아니라, 몸과 마음을 치유하는 약으로 여겼습니다.

현대 과학은 전통 음식의 영양적 가치를 더욱 뒷받침합니다. 발효 음식은 장내 미생물을 건강하게 유지하여 면역 체계를 강화할 뿐만 아니라, 생식 건강에도 긍정적인 영향을 미칩니다. 전북대학교병원의 연구에 따르면, 발효 음식을 꾸준히 섭취한 남성은 정자 운동성이 개선되고, 여성은 자궁 환경이 더 안정되는 효과를 보였습니다. 전통 음식이 생식력을 강화하는 자연적인 방법으로 인정받은 셈입니다.

현대의 패스트푸드는 전통 음식과 극명한 차이를 보입니다. 빠르고 간편한 조리를 위해 고도로 가공된 재료와 첨가물이 포함된 패스트푸드는 맛을 극대화하지만, 영양소는 크게 손상됩니다. 이러한 음식은 비만, 당뇨, 고혈압과 같은 만성 질환의 주범일 뿐 아니라, 생식 건강에도 부정적인 영향을 미칩니다. 특히, 트랜스지방과 과도한 염분은 호르몬 균형을 깨뜨리고 염증을 유발해 난임과 불임의 위험을 높입니다.

반면, 전통 음식은 시간이 걸리더라도 발효와 숙성 과정을 통해 자연의 맛과 영양을 보존합니다. 이는 단순히 음식을 만드는 방법이 아니라, 생명에 대한 존중과 자연의 섭리에 따른 생활 방식이었습니다.

전통 음식은 난임과 불임 문제 해결에도 중요한 역할을 합니다. 된장은 단백질과 유산균이 풍부하여 장 건강을 개선하고 호르몬 균형을 유지하는 데 도움을 줍니다. 김치는 비타민 C와 유산균을 함유해 면역력을 강화하고 염증을 줄이는 데 탁월합니다. 고추장은 혈액 순환을 촉진하며, 천일염은 자연 미네랄을 공급해 신체 균형을 유지합니다.

이러한 음식들은 단순히 생식을 위한 몸의 상태를 개선하는 것에 그치지 않습니다. 이들은 몸을 정화하고, 출산을 준비하는 데 필요한 환경을 만들어 줍니다. 이는 전통 음식이 단지 우리의 식탁 위에 머무는 것이 아니라, 생명을 잉태하고 이어가는 데 핵심적인 역할을 한다는 것을 보여줍니다.

한식은 이제 단지 한국인의 것이 아니라, 전 세계적으로 사랑받는 음식 문화로 자리 잡고 있습니다. 2008년 한국 정부가 시작한 한식 세계화 프로젝트는 한식을 세계 무대에 소개하며, 김치와 비빔밥 같은 음식들이 글로벌 웰빙 트렌드와 맞물려 인기를 끌고 있습니다. 이는 단순히 음식 수출의 증가를 넘어, 한국 문화와 건강한 삶의 방식을 세계에 알리는 중요한 역할을 하고 있습니다.

특히, 전통 음식의 발효 과정과 자연 재료 사용은 웰빙 식단을 추구하는 현대인들에게 깊은 인상을 남기고 있습니다. 이는 전통 음식이 난임 문제 해결을 포함해 현대적 건강 문제에 대안을 제공하며, 지속 가능한 미래를 위한 중요한 자산임을 보여줍니다.

한국의 전통 음식은 단지 과거의 유산이 아닙니다. 이는 오늘날의 건강 문제, 특히 생식 건강과 관련된 도전을 해결하는 데 중요한 열쇠를 제공합니다. 된장, 고추장, 김치 같은 발효식품은 단순히 우리의 몸을 건강하게 유지하는 것을 넘어, 생명을 잉태하고 미래를 준비하는 데 필수적인 역할을 합니다.

우리가 이 전통 음식을 재발견하고 현대적으로 재해석할 때, 이는 단지 우리의 건강을 넘어서, 가족과 사회, 그리고 전 세계의 지속 가능한 미래를 위한 희망이 될 것입니다. 전통 음식은 우리 조상들의 지혜와 자연의 섭리를 담고 있으며, 그 가치는 지금도 여전히 유효하고 강력합니다.

2. 된장, 고추장, 김치, 젓갈 : 발효의 힘

음식은 단순히 우리의 생명을 유지하는 도구가 아닙니다. 발효식품은 그 이상입니다. 이는 자연의 시간과 미생물의 활동이 만들어내는 생명의 기술입니다. 한국의 전통 음식 중 발효를 통해 만들어지는 된장, 고추장, 김치, 젓갈은 단지 맛의 즐거움을 넘어, 우리 몸에 깊은 영향을 미칩니다. 특히, 발효가 일으키는 화학적 변화는 우리의 건강을 증진하고, 생식 건강을 포함한 다양한 문제를 해결하는 데 강력한 도구가 될 수 있습니다.

발효란 자연의 미생물이 음식 속의 성분을 변화시키는 과정입니다. 이 과정에서 탄수화물과 단백질은 효소와 박테리아의 작용으로 분해되고, 새로운 물질이 생성됩니다. 단백질은 아미노산으로, 탄수화물은 젖산과 같은 유기산으로 변하며, 이는 음식의 맛을 깊고 맛나게 만들 뿐만 아니라, 우리 몸에 흡수되기 쉬운 형태로 바뀌게 합니다.

된장은 대표적인 발효식품으로, 대두를 발효해 만들어집니다. 발효 과정에서 대두는 필수 아미노산과 항산화 물질이 풍부해집니다. 된장은 장내 환경을 개선해 면역력을 높이는 데 도움을 주며, 체내 염증을 줄이는 데 효과적입니다. 특히 여성의 자궁 환경을 안정시키고, 남성의 생식 건강을 개선하는 데 중요한 역할을 할 수 있습니다. 된장에 포함된 이소플라본과 같은 성분은 호르몬 균형을 유지하고, 생식력에 긍정적인 영향을 미칩니다.

고추장은 매운맛과 발효의 힘을 동시에 지닌 독특한 음식입니다. 고추의 캡사이신과 발효 과정에서 생성된 유익한 물질이 결합해 혈액 순환을 촉진하고, 신진대사를 활성화합니다. 이는 생식기관으로의 혈류를 증가시켜, 난소와 자궁의 건강을 유지하는 데 기여할 수 있습니다. 고추장은 또한 스트레스를 완화하는 데 도움을 줄 수 있으며, 이는 생식 건강에 있어 중요한 요소입니다.

김치는 발효가 만들어내는 진정한 기적이라 할 수 있습니다. 다양한 채소와 고춧가루, 마늘, 생강이 조화를 이루어 발효되며, 이 과정에서 유산균이 풍부하게 생성됩니다. 김치에 포함된 유산균은 장내 미생물 환경을 개선하며, 면역 체계를 강화합니다. 장의 건강은 단순히 소화기 문제를 넘어, 전체적인 생식 건강에도 직접적인 영향을 미칩니다. 장내 미생물이 건강하면, 체내 염증 수치가 낮아지고, 이는 난임과 불임 같은 문제를 완화하는 데 도움을 줄 수 있습니다.

젓갈은 해산물을 발효시킨 음식으로, 단백질이 풍부하고 미네랄 함량이 높습니다. 발효 과정에서 젓갈의 단백질은 아미노산으로 분해되어 흡수가 쉬운 형태로 바뀌며, 이는 생식기관의 세포 재생과 기능 개선에 긍정적인 영향을 미칩니다. 특히, 젓갈에 포함된 미네랄은 호르몬 생성과 균형 유지에 도움을 줍니다.

발효식품의 공통적인 특징은 장내 환경을 정돈하고, 면역력을 강화하며, 체내 염증을 줄이는 데 있다는 점입니다. 이러한 특성은 생식 건강에 직결됩니다. 건강한 생식기관은 염증이 적고, 적절한 혈류와 호르몬 균형을 유지해야 합니다. 발효식품은 이 모든 요소를 뒷받침하며, 난임과 불임 같은 문제를 해결하는 데 자연적인 대안을 제공합니다.

된장, 고추장, 김치, 젓갈은 단순히 우리의 식탁을 풍성하게 하는 음식이 아닙니다. 이들은 발효라는 자연의 기술을 통해 생명력을 담아내며, 우리의 몸과 마음을 치유합니다. 전통 음식이 가진 발효의 힘은 단순한 맛을 넘어, 생명을 이어가고 미래를 준비하는 데 없어서는 안 될 중요한 유산입니다. 이는 우리의 조상들이 자연과 조화를 이루며 발전시킨 지혜이며, 오늘날에도 여전히 우리의 건강과 생명에 깊은 영향을 미치고 있습니다.

3. 발효 음식과 천일염의 중요성

음식은 단순히 우리의 몸을 채우는 것을 넘어, 자연의 에너지를 흡수하고 건강을 가꾸는 과정입니다. 한국의 전통 발효식품은 이 과정을 가장 잘 보여주는 사례입니다. 된장, 고추장, 간장, 김치와 같은 발효식품은 우리의 삶에서 없어서는 안 될 소중한 자산입니다. 이들의 맛과 영양을 결정짓는 데 있어 중요한 요소가 바로 천일염입니다. 천일염은 단순히 음식의 맛을 내는 재료를 넘어, 발효를 성공으로 이끄는 핵심 재료로 자리 잡고 있습니다.

천일염은 자연 그대로의 바다에서 얻은 소금으로, 일반 정제염과는 근본적인 차이를 가집니다. 정제염은 고도로 가공된 소금으로, 염화나트륨 비율이 매우 높아 순수한 소금 성분만 남습니다. 반면, 천일염은 바닷물이 증발하며 얻어진 미네랄이 풍부하게 포함되어 있습니다. 칼슘, 칼륨, 마그네슘과 같은 미네랄은 단순히 맛을 더하는 데 그치지 않고, 발효 과정에서 유익한 미생물이 활동하는 데 중요한 환경을 제공합니다.

발효식품에서 천일염이 사용되는 이유는 단지 전통적인 관습 때문이 아닙니다. 천일염은 발효 과정에서 미생물의 균형을 유지하며, 유해한 박테리아의 증식을 억제하는 동시에 유익한 박테리아의 성장을 촉진합니다. 이는 발효가 성공적으로 이루어지고, 된장이나 고추장이 깊고 다양한 맛을 내는 데 결정적인 역할을 합니다. 일반 정제염은 이러한 미네랄 성분이 부족하기 때문에 발효를 조화롭게 이끌어내기 어려운 단점이 있습니다.

김치를 예로 들어보면, 천일염은 배추와 무를 절이는 과정에서 독특한 텍스처와 맛을 만들어냅니다. 천일염의 미네랄 성분은 배추가 적당히 부드러워지면서도 아삭한 식감을 유지하도록 도와줍니다. 또한, 김치 발효 과정에서 생성되는 유산균은 천일염의 영향을 받아 장내 환경을 개선하고 면역 체계를 강화하는 데 중요한 역할을 합니다.

된장과 고추장 같은 발효식품에서도 천일염은 핵심입니다. 천일염은 발효 과정 중 아미노산이 분해되고, 단백질이 깊은 감칠맛을 내는 데 필수적인 조건을 제공합니다. 또한, 천일염은 발효 중 산화 과정을 억제해 음식의 보존성을 높이고, 영양 성분이 손실되지 않도록 보호합니다.

천일염의 중요성은 단지 발효에만 그치지 않습니다. 건강 측면에서도 일반 정제염보다 유리한 점이 많습니다. 정제염은 염화나트륨 비율이 높아 과다 섭취 시 고혈압, 심혈관 질환 등 건강에 부정적인 영향을 미칠 수 있습니다. 반면, 천일염은 미네랄이 균형 있게 포함되어 있어 나트륨 과다 섭취의 위험을 줄이고, 전해질 균형을 유지하는 데 도움을 줍니다.

천일염을 사용하는 이유는 단순히 전통을 지키기 위함이 아닙니다. 이는 자연이 제공하는 가장 순수한 형태의 재료로, 음식의 맛과 영양, 그리고 발효의 성공 여부를 좌우합니다. 천일염은 단지 소금 이상의 의미를 지니며, 발효식품이 생명을 치유하고 건강을 증진하는 힘을 갖도록 만드는 데 없어서는 안 될 필수 요소입니다.

발효식품이 우리에게 주는 건강과 맛은 단순히 시간이 만들어낸 기적이 아닙니다. 천일염이라는 자연의 선물이 더해져 발효의 과정이 완성되었기 때문입니다. 이러한 자연의 조화와 조상들의 지혜를 현대에도 이어가며, 우리의 식탁 위에 전통 발효식품이 주는 생명의 에너지를 계속해서 느낄 수 있기를 바랍니다.

4. 건강을 위한 기본 재료, 천일염의 부활

천일염은 오래전부터 우리 음식문화의 중심에 자리 잡아왔습니다. 바다에서 얻어진 이 자연의 선물은 단순히 음식의 맛을 내는 조미료가 아니라, 몸과 마음을 치유하는 생명의 재료로 여겨졌습니다. 그러나 현대화된 식생활 속에서 천일염은 한때 그 자리를 잃고, 정제염과 가공 소금이 그 자리를 대신하게 되었습니다. 하지만 최근 들어 천일염의 가치가 다시 주목받으며, 건강과 생식력을 위한 필수 재료로 부활하고 있습니다.

천일염은 단순한 소금과는 본질적으로 다릅니다. 천일염은 자연의 바닷물이 태양과 바람을 통해 증발하면서 만들어지며, 칼슘, 마그네슘, 칼륨과 같은 다양한 미네랄이 풍부하게 포함되어 있습니다. 반면, 정제염은 염화나트륨 비율이 높은 순수 소금으로, 이러한 미네랄 성분이 거의 제거된 상태입니다. 이 미네랄들은 단순히 음식의 맛을 조화롭게 만들 뿐만 아니라, 신체의 균형을 유지하고 건강을 증진하는 데 중요한 역할을 합니다.

최근 언론과 연구 보고서를 통해 천일염의 부활은 더욱 두드러지고 있습니다. 천일염이 발효식품에서 중요한 역할을 한다는 사실이 다시금 확인되면서, 발효 과정을 통해 건강에 유익한 미생물이 더 잘 자랄 수 있는 환경을 조성하는 핵심 재료로 인정받고 있습니다. 김치, 된장, 고추장 같은 전통 발효식품에서 천일염은 미생물의 균형을 유지하며 발효를 안정적으로 이끄는 데 필수적입니다. 이는 단순히 음식의 보존성을 높이는 것을 넘어, 장 건강과 면역력을 개선하며, 생식 건강에도 긍정적인 영향을 미칩니다.

천일염은 생식 건강을 위한 기본 재료로도 매우 중요한 역할을 합니다. 현대 사회에서 난임과 불임 문제는 점점 더 많은 부부들이 직면하고 있는 현실입니다. 정제염과 고도로 가공된 소금을 사용하는 식단은 체내 전해질 불균형을 초래하고, 염증을 유발하며, 생식 기관의 기능을 저하시킬 수 있습니다. 반면, 천일염은 미네랄이 풍부해 전해질 균형을 회복시키고, 신체의 염증을 줄이며, 생식기관에 필요한 미량 원소를 제공합니다.

특히, 칼슘과 마그네슘은 생식 건강에 중요한 미네랄로, 천일염에는 이러한 성분이 다량 포함되어 있습니다. 칼슘은 호르몬 분비를 조절하고, 마그네슘은 신경 전달과 근육 기능을 돕는 동시에 스트레스를 완화시켜 생식력을 향상시키는 데 기여합니다. 천일염을 통한 건강한 식단은 정자의 질을 개선하고, 여성의 자궁 내막 환경을 안정시키는 데 실질적인 도움을 줄 수 있습니다.

천일염의 부활은 단지 건강한 식재료로서의 회복에 그치지 않습니다. 이는 자연과의 조화를 통해 지속 가능한 식문화를 이어가고, 생명력을 담은 전통 음식을 되살리는 과정의 일환입니다. 천일염은 우리의 조상들이 자연의 섭리를 통해 얻은 지혜의 결정체이며, 오늘날 현대인의 건강 문제, 특히 난임과 불임 문제를 해결하는 데 실질적인 해법을 제공합니다.

천일염의 부활은 단지 과거로의 회귀가 아닙니다. 이는 자연의 가치를 다시 발견하고, 우리의 몸과 마음을 돌보는 데 있어 본질로 돌아가는 여정입니다. 음식의 기본이 되는 천일염을 다시금 우리의 식탁 위로 불러들이는 일은 단지 건강을 위한 선택을 넘어, 생명을 존중하고 이어가는 문화적, 생태적 책임의 표현이 될 것입니다. 천일염이 가진 이 놀라운 힘은 우리가 미래 세대에게 전해줄 소중한 유산이며, 건강한 삶과 생명의 연속성을 위한 중요한 기초가 됩니다. 2008년 당시 공산품으로 분류되어 산업자원부에서 관리하던 천일염을 제가 농림수산식품부 장관으로 부임하자마자 즉시 식품으로 분류하여 농림수산식품부에서 한식의 핵심 식재료로 발전시키는 기반을 마련했다는 것에 자부심을 느낍니다.

5. 한식이 정자 운동성과 생식 건강에 미치는 영향

음식은 단순히 에너지를 공급하는 수단이 아닙니다. 음식은 몸의 모든 세포와 기관에 직접적인 영향을 미치며, 생식 건강에도 깊이 관여합니다. 특히 한국의 전통 식단은 발효 음식을 중심으로 구성되어 있어, 생식력을 향상시키고 정자의 건강에 긍정적인 변화를 가져올 수 있습니다. 이 과정은 단순히 특정 영양소의 섭취를 넘어, 전반적인 신체와 생식기관의 상태를 개선하는 데 도움을 줍니다.

한국 음식의 핵심은 자연 발효 과정에 있습니다. 된장, 고추장, 김치 같은 발효식품은 유익한 미생물과 항산화 물질이 풍부하며, 이는 장 건강을 개선하고 면역력을 강화합니다. 장 건강은 단지 소화기관의 문제에 그치지 않고, 생식 건강과도 밀접하게 연결됩니다. 현대 연구에 따르면, 건강한 장내 미생물 환경은 호르몬 균형을 유지하고 체내 염증을 줄이는 데 중요한 역할을 합니다.

특히, 발효식품에 포함된 성분들은 정자 운동성에 직접적인 영향을 미칠 수 있습니다. 된장에는 식물성 단백질과 이소플라본이 풍부하며, 이는 남성의 테스토스테론 수치를 안정시키고, 정자의 질을 개선하는 데 기여합니다. 고추장에 포함된 캡사이신은 혈액순환을 촉진하여 생식기관으로의 산소와 영양소 공급을 증가시킵니다. 김치에 풍부한 유산균은 염증을 줄이고, 장내 환경을 안정시켜 전반적인 생식 건강을 향상시킵니다.

정자의 운동성은 생식 성공률을 결정짓는 중요한 요소입니다. 정자가 난자에 도달하고 수정이 이루어지기 위해서는 정자가 건강하게 움직여야 합니다. 발효식품에 포함된 항산화 물질은 정자의 산화 스트레스를 줄여 DNA 손상을 방지하며, 이는 정자의 운동성과 생존률을 높이는 데 중요한 역할을 합니다. 또한, 천일염으로 발효된 음식은 일반 소금에 비해 미네랄 함량이 높아, 세포 기능과 신경 전달에 긍정적인 영향을 미칩니다.

한국 식단은 단지 발효식품뿐만 아니라, 신선한 채소와 곡물이 균형을 이루고 있어 생식 건강을 위한 이상적인 환경을 제공합니다. 예를 들어, 쌀밥과 나물 반찬은 과도한 지방과 가공식품 섭취를 피하고, 섬유질과 비타민을 풍부하게 섭취할 수 있도록 돕습니다. 이는 체내 독소를 배출하고, 호르몬 균형을 유지하며, 생식기관의 기능을 최적화하는 데 기여합니다.

이러한 식단의 변화는 단순히 정자 운동성을 개선하는 것에 그치지 않습니다. 이는 몸 전체의 건강을 회복하며, 난임과 불임으로 고통 받는 부부에게 새로운 희망을 제공합니다. 한 연구에서는 발효식품을 꾸준히 섭취한 남성의 정자 운동성이 눈에 띄게 향상되고, 생식력 회복률이 증가했다는 결과가 나타났습니다. 여성의 경우에도 발효식품 섭취가 자궁 내막의 환경을 개선하고, 착상 성공률을 높이는 데 도움을 주는 것으로 확인되었습니다.

한국 음식은 단순히 건강한 식사를 넘어, 생식 건강을 위한 자연적인 해결책을 제공합니다. 발효식품과 신선한 재료가 결합된 전통적인 한식은 몸을 정화하고 균형을 되찾게 하며, 생명력을 불어넣습니다.

음식을 바꾸는 작은 실천이 정자와 난자의 건강을 변화시키고, 나아가 새로운 생명을 잉태하는 데 결정적인 역할을 할 수 있습니다. 한식이 가진 이 놀라운 힘은 단지 과거의 유산이 아니라, 오늘날 난임과 불임 문제를 해결하는 데 강력한 도구가 되고 있습니다. 이러한 내용은 필자가 2008년 농림수산식품부장관 시절 전북대학교에 연구 용역을 실시한 결과로 과학적으로 증명되었으며 부록에 상세한 내용을 담았습니다.

6. 전통 음식이 저출산 문제 해결에 기여하는 길

음식은 단순히 몸을 채우는 수단이 아닙니다. 그것은 우리의 건강과 생명력의 근본이며, 특히 생식 건강에도 중요한 역할을 합니다. 장관으로 재직하던 시절부터 지금까지, 전통 음식이 가진 가능성을 통해 난임 문제를 해결하고자 노력해왔습니다. 이는 단지 전통을 고수하려는 시도가 아니라, 현대 과학과 전통 지혜를 융합해 난임 문제의 근본 원인을 해결하려는 열망에서 비롯된 것입니다.

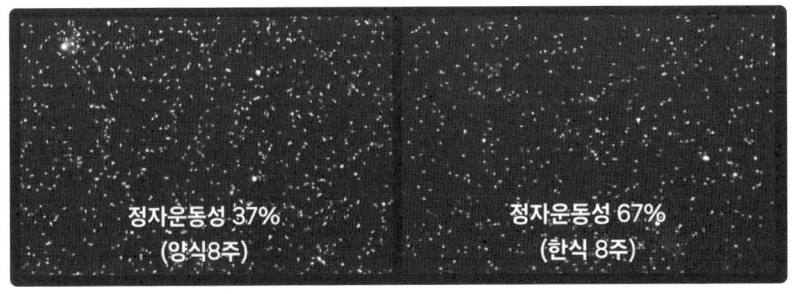

<양식 : 치킨, 햄버거, 샌드위치, 피자, 콜라, 사이다 ...>

<발효식품: 김치, 된장, 간장, 고추장, 현미 쌀밥, 비빔밥 ...>

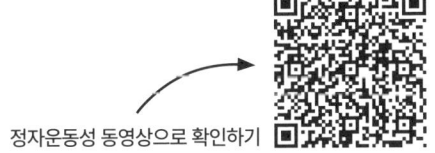

정자운동성 동영상으로 확인하기

저출산 문제와 그 중심에 있는 난임 문제는 단순히 개인의 고민이 아니라, 국가적 도전 과제입니다. 2008년, 농림수산식품부 장관으로서 이러한 문제에 맞서기 위해 한식의 우수성을 과학적으로 입증하는 프로젝트를 시작했습니다. 전북대학교병원 기능성센터와 협력해 발효 음식을 섭취한 경우와 서양식을 섭취한 경우의 정자 운동성과 생식 건강을 비교하는 연구를 수행했습니다. 그 결과, 발효 음식을 섭취한 경우 정자 운동성이 현저히 향상되었으며, 이는 생식 능력 개선에 직접적인 영향을 미쳤습니다식은 단순히 우리의 건강을 유지하는 것을 넘어, 생명을 잉태하는 데 중요한 역할을 합니다. 된장, 고추장, 간장, 김치와 같은 발효식품은 유익한 미생물을 포함하여 장 건강을 개선하고 면역력을 강화합니다. 천일염을 사용해 발효된 이 음식들은 일반 소금으로 가공된 음식보다 훨씬 건강에 이롭습니다. 발효 과정에서 생성된 유산균과 항산화 물질은 체내 염증을 줄이고, 생식 기관의 환경을 안정시키는 데 도움을 줍니다.

난임 지원을 위해 필자는 교육과 식생활 개선 프로그램도 도입했습니다. 7쌍의 난임 부부들이 3~6개월 동안 패스트푸드와 가공식품을 완전히 배제하고, 전통 발효 음식을 중심으로 식단을 바꾸도록 장려했습니다. 이 과정에서 단순한 영양 보충을 넘어, 몸을 생식에 적합한 상태로 만드는 데 집중했습니다. 전통적으로는 남성은 태양을 마주하는 거풍의식을, 여성은 달맞이를 통해 몸과 마음을 정화했으며, 현대적으로는 건강한 음식과 부정 타는 일을 피하는 생활 습관을 유지하는 방향으로 재해석되었습니다

또 다른 이유는 그것이 건강한 생명력을 담고 있기 때문입니다. 조상들이 먹던 음식은 생명력을 강조하며, 독성이 축적되지 않도록 자연스러운 방식으로 만들어졌습니다. 반면, 현대의 과도한 가공식품 섭취는 몸에 독소를 축적해 면역 체계를 약화시키고 생식 건강을 저

하시킵니다. 이러한 맥락에서 전통 음식의 재발견은 단순히 음식 문화의 부흥이 아니라, 건강과 생명을 잉태하는 데 필수적인 준비 과정이라 할 수 있습니다 .

난임 문제를 해결하기 위한 제 노력은 제가 주도했던 교육 프로그램을 이수한 부부 중 상당수가 2년 내에 임신에 성공했으며, 이는 전통 음식과 건강한 생활 습관이 얼마나 중요한지를 보여줍니다. 이러한 성공 사례는 정책적 지원의 필요성을 더욱 부각시키며, 전통 음식의 산업화를 통해 더 많은 가정에 이러한 기회를 제공해야 함을 시사합니다.

전통 음식은 우리의 건강과 생명을 위한 가장 기본적인 노력이 한국 사회를 넘어 세계적으로 확산되기를 바랍니다. 우리의 전통 음식은 단순한 음식이 아니라, 생명을 이어가는 지혜와 힘을 담고 있으며, 이것이야말로 난임 문제를 해결하는 중요한 열쇠라고 믿습니다.

3장

글로벌 시대의 한식,
세상을 놀라게 하다

1. 한식 세계화 프로젝트

한식은 단순한 음식이 아닙니다. 이는 한국인의 삶과 역사, 자연과의 조화를 담은 문화의 집약체입니다. 이러한 한식이 이제는 국경을 넘어 전 세계로 뻗어나가며 한국의 문화적 자부심을 알리는 중요한 매개체로 자리 잡고 있습니다. 한식 세계화 프로젝트는 이러한 배경에서 시작된 국가적 노력으로, 한식을 글로벌 푸드 시장의 중심에 두려는 비전을 가지고 출발했습니다.

해남에서 참다래사업단을 이끌면서 IKO(International Kinifruit

Organization) 국제키위협회 회원으로 매년 회의에 참석하면서 80만 4672km(50만 마일)의 농업여행을 통해 농업과 식품의 변화와 흐름을 알게 되었습니다. 프랑스 파리, 뉴질랜드 오클랜드, 네덜란드 암스테르담, 미국 뉴욕과 맨하탄 등 20년째 둘러보아도 한식은 한인타운에서 된장국, 김치찌개, 설렁탕, 불고기 정도가 팔리고 있었고 단지 뒷골목 시장을 차지하고 있었습니다. 우리 발효식품과 전통한식을 고급화시키는 것이 큰 숙제였습니다. 그러던 중에 한식 세계화의 본격적인 출발을 2008년 농림수산식품부 장관시절에 갖게 되었습니다. 제가 당시 취임하면서 한식 세계화를 국가 브랜드 전략의 핵심으로 설정하고, '한식 세계화 추진단'을 설립했습니다. 이 프로젝트는 한식의 우수성을 알리고, 이를 통해 한국 문화와 경제의 위상을 높이려는 목적을 가졌습니다. 단순히 한식의 수출을 늘리는 데 그치지 않고, 한식을 통해 한국의 건강한 식생활과 자연 중심의 철학을 세계에 전파하려는 것이 핵심이었습니다.

한식 세계화의 중심에는 발효식품이 있었습니다. 김치, 된장, 고추장과 같은 발효 음식은 단순히 맛의 깊이와 독특함에서 끝나지 않고, 건강에 이로운 기능성 식품으로서 세계인의 관심을 끌었습니다. 발효 과정에서 생성되는 유익한 미생물과 항산화 물질은 장 건강을 개선하고 면역력을 강화하며, 현대 사회의 건강 문제를 해결하는 데 도움을 줄 수 있습니다. 특히 김치는 웰빙 트렌드와 맞물려, 세계적으로 대표적인 건강식품으로 자리 잡았습니다.

한식 세계화는 한국 내부에서도 한식에 대한 인식 변화를 가져왔습니다. 과거에는 전통 한식이 일부 대중에게는 시대에 뒤떨어진 음식으로 여겨지는 경우도 있었습니다. 하지만 한식 세계화 프로젝트를 통해, 한식은 단순한 전통의 유산이 아니라 현대적인 감각과 과학적 타당성을 겸비한 음식으로 재발견되었습니다. 한식의 맛과 영양학적 가치는 재조명되었으며, 이는 한국 국민들에게도 한식에 대한 자부심을 심어주는 계기가 되었습니다.

글로벌 푸드 시장에서 한식의 이미지는 독창성과 건강함으로 정의됩니다. 비빔밥, 불고기, 삼계탕 같은 대표 메뉴는 이미 세계인의 입맛을 사로잡았으며, 특히 비빔밥은 한 그릇에 다양한 재료가 어우러져 조화와 균형을 상징하는 음식으로 인식되고 있습니다. 이는 단지 한국의 요리가 아니라, 한국의 자연과 조화로운 삶의 철학을 전달하는 문화적 메시지로 받아들여지고 있습니다.

또한, 한식은 한류와 함께 더 큰 주목을 받으며 빠르게 확산되고 있습니다. K-POP, K-DRAMA, 그리고 한국 영화의 성공은 한식에 대한 세계인의 관심을 고조시켰습니다. 한류 팬들은 자신이 사랑하는 문화의 일부로 한식을 경험하고 싶어 하며, 이는 한식 레스토랑의 증가와 김치와 고추장 같은 제품의 해외 시장 진출로 이어지고 있습니다.

한식 세계화는 단지 한국 음식의 확산만을 의미하지 않습니다. 이는 한국의 문화와 철학을 세계와 공유하며, 건강한 식생활과 지속 가능한 음식 문화를 알리는 중요한 기회입니다. 한식의 성공적인 세계화는 한국 경제에도 긍정적인 영향을 미쳤습니다. 농산물과 발효식품의 수출은 꾸준히 증가하고 있으며, 이는 농업과 식품산업의 성장으로 이어지고 있습니다.

한식 세계화는 현재도 진행 중입니다. 코로나19 팬데믹 기간 동안에도 한식은 면역력을 높이는 건강식으로 주목받으며 전 세계에서 더 많은 사랑을 받았습니다. 앞으로는 단지 한식의 수출을 넘어, 각 나라의 문화와 결합한 한식을 개발하고, 각국의 문화와 융합된 새로운 형태의 한식을 선보이며 그 영향력을 확대할 것입니다.

결국 한식 세계화는 단순히 음식을 넘어, 한국의 문화적 자산을 세계와 나누는 일입니다. 한식은 우리의 맛이자, 우리의 삶이며, 우리의 이야기를 담고 있습니다. 이를 통해 한국은 세계인의 식탁 위에서 건강과 행복을 전하며, 한층 더 빛나는 문화적 유산을 이어갈 것입니다.

2. K-푸드가 만든 경제적 기회와 문화적 자부심

한식은 오랜 세월 동안 한국인의 삶을 지탱해온 음식이자, 문화의 집약체입니다. 그러나 이제 한식은 단지 한국 안에 머무르지 않고 'K-푸드'라는 이름으로 세계인의 식탁 위에서 자리 잡으며 새로운 경제적 기회와 문화적 자부심을 만들어가고 있습니다. 이 변화는 단순한 음식의 전파를 넘어 한국의 역사, 철학, 자연과 조화를 담은 가치를 세계와 공유하는 과정입니다.

K-푸드라는 용어는 한류의 확산과 함께 자연스럽게 형성되었습니

다. 1990년대 후반부터 K-팝과 K-드라마가 전 세계적으로 인기를 얻으면서 한국 문화 전반에 대한 관심이 높아졌고, 이는 음식으로 이어졌습니다. 특히, K-팝 아이돌이 방송이나 SNS에서 떡볶이, 김치, 비빔밥 같은 한국 음식을 즐기는 모습은 전 세계 팬들에게 한식에 대한 호기심을 불러일으켰습니다. 그 결과, 한식은 단순한 문화적 요소를 넘어 세계인이 경험하고자 하는 매력적인 문화 콘텐츠로 자리 잡았습니다.

K-푸드의 확산은 한국 경제에 큰 기여를 하고 있습니다. 2021년 농식품 수출액이 113.6억 달러에 이르렀으며, 김치, 라면, 인삼 같은 가공식품부터 딸기와 포도 같은 신선 농산물까지 다양한 품목이 세계로 수출되고 있습니다. 특히, 김치는 웰빙 트렌드와 맞물려 면역력을 강화하는 건강식품으로 주목받으며, 한식의 대표 음식으로 세계인의 사랑을 받고 있습니다. 이러한 변화는 단지 수출 증가에 그치지 않고, 국내 농업과 식품 산업의 성장과 일자리 창출로 이어지고 있습니다. 한식의 인기 덕분에 한국을 방문하는 외국인 관광객도 증가하고 있으며, 이는 지역 경제와 문화 산업 활성화에도 긍정적인 영향을 미치고 있습니다.

한식이 가진 건강과 다양성의 가치는 현대인의 삶과 깊이 연결되어 있습니다. 발효식품인 김치, 된장, 고추장은 유익한 미생물과 항산화 성분이 풍부하여 장 건강을 개선하고 면역 체계를 강화합니다. 이로 인해 한식은 단순히 맛있고 독특한 음식을 넘어, 건강한 삶의 동반자로 인식되고 있습니다. 비빔밥은 한 그릇에 담긴 신선한 재료와 균형 잡힌 영양으로 조화와 다양성을 상징하는 음식으로 자리 잡았습니다. 이러한 음식들이 가진 특성은 한국의 자연과 전통, 그리고 조화를 추구하는 철학을 세계에 전달합니다.

K-푸드의 부상은 한국인들에게 깊은 문화적 자부심을 안겨줍니다. 한때 전통 음식이 일부 대중에게 구시대적이고 고루한 것으로 여겨졌던 시절도 있었지만, 이제 한식은 현대적 감각과 과학적 타당성을 겸비한 음식으로 재발견되었습니다. 한식이 세계인의 사랑을 받는 모습을 보며 한국인들은 자신들의 전통에 대한 새로운 가치를 깨닫고, 이를 세계와 공유할 수 있다는 긍지를 느끼고 있습니다.

외국인들이 K-푸드에 열광하는 이유는 다양합니다. 한류의 확산으로 한국 문화 전반에 대한 관심이 커졌고, 이는 자연스럽게 음식으로 이어졌습니다. K-푸드는 건강하고 독창적인 맛을 제공하며, 현대인의 웰빙 트렌드와 부합하는 점에서 높은 평가를 받고 있습니다. 또한, SNS와 유튜브 같은 플랫폼을 통해 K-푸드의 매력을 쉽게 접할 수 있게 되면서, 접근성과 관심이 더욱 높아졌습니다.

한국농수산식품유통공사의 자료에 따르면, 2023년 한류 콘텐츠를 접한 외국 소비자의 60%가 한식에 대한 관심을 보였다고 합니다. 이는 단순한 유행을 넘어 K-푸드가 지속 가능성을 가진 문화적 자산임을 보여줍니다.

K-푸드는 단지 한국의 음식을 전파하는 일이 아닙니다. 이는 한국의 자연과 철학, 그리고 조화를 담은 문화를 세계와 나누는 과정입니다. 이러한 변화는 한국 경제와 문화에 새로운 기회를 제공하고, 한국인들에게 자신들의 전통과 가치를 새롭게 인식하게 합니다. K-푸드는 한식을 넘어, 세계인의 식탁 위에 한국의 건강과 행복을 선사하며, 한국의 문화적 위상을 더욱 빛나게 하고 있습니다.

4장

한식의 세계화로
미래를 그리다

1. 국가식품클러스터와 전통 장류의 세계화

한국 농업과 식품산업의 통합은 국가 경쟁력을 강화하는 데 중요한 전환점이었습니다. 제가 장관으로 재임하며 주도한 국가식품클러스터 프로젝트와 전통 장류의 세계화는 단순한 산업적 혁신이 아니라, 한국 고유의 문화와 전통을 글로벌 무대에 올리는 작업이었습니다.

국가식품클러스터는 전라북도 익산에 위치한 대규모 식품산업 단지로, 농업과 식품산업을 통합해 부가가치를 창출하려는 목적에서 설립되었습니다. 초기에는 여러 지역으로 나뉘어 추진되었으나, 필자는 "한국의 실리콘밸리"처럼 하나의 중심으로 통합해야 한다고 주장했습니다. 이를 통해 익산은 농업 생산지에서 식품산업 허브로 변모하며, 농업과 식품이 결합한 새로운 산업 생태계를 만들어냈습니다.

2. 전통 장류의 세계화와 가치를 높이는 노력

전통 장류는 된장, 간장, 고추장 등 한국의 발효 음식을 대표하는 재료로, 세계적인 건강식으로 주목받고 있습니다. 필자는 장류산업진흥법을 발의하며, 전통 장류를 단순한 조미료에서 국민 건강과 세계 시장을 겨냥한 고부가가치 산업으로 육성하고자 했습니다. 이 과정에서 전북대학교와 협력해 발효식품이 건강에 미치는 긍정적인 효과를 과학적으로 입증하며, 글로벌 시장에서의 가능성을 열어갔습니다.

발효식품의 가치는 단순히 음식으로 그치지 않습니다. 김치와 같은 발효식품은 면역력을 강화하고, 장 건강을 개선하며, 생식 건강에도 긍정적인 영향을 미치는 것으로 나타났습니다. 이러한 특성은 한식이 단순히 지역적인 음식을 넘어 세계인의 건강식으로 자리 잡을 가능성을 보여줍니다.

3. 글로벌 한식

한국 음식의 세계화는 국가식품클러스터와 전통 장류의 발전을 통해 가속화되고 있습니다. 전통 장류는 단순한 식재료가 아니라, 한국의 역사와 문화를 담은 이야기이기도 합니다. 인도의 커리가 전 세계에서 사랑받는 음식으로 자리 잡은 것처럼, 한국의 발효식품도 세계인이 함께 즐길 수 있는 음식으로 발전할 가능성이 큽니다. 특히, WHO가 한식을 영양적으로 균형 잡힌 모범적인 식단으로 소개하며, 전 세계 건강식 트렌드와의 접점이 강화되고 있습니다.

4. 글로벌 가치를 향한 여정

이러한 노력은 단지 한국 음식을 홍보하는 데 그치지 않고, 한국의 문화적 정체성과 건강식으로서의 가치를 세계에 알리는 데 기여하고 있습니다. 한식 세계화를 통해 한국은 농업과 식품산업을 넘어, 문화와 역사를 전파하는 소프트 파워를 구축할 수 있습니다.

미래를 향한 비전은 명확합니다. 한국의 발효식품이 세계 시장에서 중요한 위치를 차지하며, 글로벌 소비자들에게 건강과 맛을 제공할 수 있는 중심이 되는 것입니다. 국가식품클러스터와 전통 장류의 세계화는 단순한 사업이 아니라, 한국이 세계에 선보이는 새로운 문화적 기회이자 미래 성장의 초석이 될 것입니다

5. 새로운 농업 정책 모델의 제시와 그 변화

필자가 장관으로 재임하던 시기, 농업은 변화와 혁신을 요구받고 있었습니다. 기존의 농업 정책은 생산 중심의 구조에서 벗어나지 못한 채, 급변하는 글로벌 경제와 소비자 요구에 대응하는 데 한계를 드러냈습니다. 이러한 상황에서 농업을 새로운 관점에서 재구성하며, 생산과 가공, 유통을 통합한 "농업과 식품 산업의 융합 모델"을 제시했습니다. 이는 한국 농업을 전통적 생산 방식에서 벗어나 글로벌 경쟁력을 갖춘 산업으로 탈바꿈시키는 핵심 전략이었습니다.

새로운 정책 모델의 핵심은 농업과 식품 산업의 통합에 있었습니다. 이를 통해 농업은 단순히 곡물이나 농산물을 생산하는 1차 산업을 넘어, 가공과 유통, 소비를 포괄하는 고부가가치 산업으로 자리 잡게 되었습니다. 이러한 변화의 중심에는 농림수산식품부의 설립이 있었습니다. 기존의 농림부와 보건복지부에 분산되어 있던 농업과 식품 정책을 하나로 통합하며, 생산과 가공, 유통의 흐름을 효율적으로 조율할 수 있는 구조를 마련했습니다.

이 과정에서 가장 주목받았던 변화 중 하나는 농업 생산물의 산업화와 글로벌화를 위한 다양한 정책 도입이었습니다. 대표적으로 키위, 천일염, 그리고 전통 발효식품과 같은 농산물들이 가공과 브랜딩을 통해 세계 시장에 진출할 수 있는 길이 열렸습니다. 예를 들어, 단순히 소비자에게 신선 제품으로 판매되던 키위는 가공 상품으로 전환되며 부가가치를 창출했으며, 천일염은 광물에서 식품으로 재분류되며 건강 식품 시장에서의 경쟁력을 갖추게 되었습니다.

또한, 소비자 신뢰를 회복하기 위한 원산지 표시제 도입은 국내 농축산물의 경쟁력을 크게 강화시켰습니다. 광우병 사태를 계기로 강화된 원산지 표시제는 소비자에게 신뢰를 제공하고, 국내산 제품에 대한 선호도를 높이며, 농가 소득을 안정화하는 데 기여했습니다. 이 제도는 단순한 규제가 아니라, 국내 농축산물이 세계 시장에서도 인정받을 수 있는 기반을 마련한 중요한 정책적 성과였습니다.

이 새로운 모델은 농업과 식품 산업의 관계를 단순히 생산과 소비의 연결고리로 보지 않고, 국가 경제와 문화적 정체성을 강화하는 중요한 축으로 인식하게 했습니다. 농업 정책은 이제 단순히 농민들의 생계를 지원하는 것을 넘어, 농업이 국가 경쟁력의 핵심 요소로 자리 잡도록 발전해야 한다는 비전을 제시했습니다.

결과적으로, 이러한 변화는 농업과 식품 산업의 구조를 현대화하며, 지속 가능한 발전을 가능하게 했습니다. 농업은 이제 단순히 농산물을 생산하는 것을 넘어, 소비자와의 신뢰를 기반으로 건강과 문화를 전달하는 도구로 자리 잡았습니다. 이 새로운 모델은 한국 농업이 글로벌 시장에서 경쟁력을 갖추고, 국민의 건강과 경제를 동시에 책임지는 미래 지향적인 산업으로 발전할 수 있는 초석이 되었습니다.

이 모델이 단지 한 시대의 변화가 아니라, 지속 가능한 농업과 식품 산업을 만들어가는 긴 여정의 시작이라고 믿습니다. 앞으로도 이 비전을 바탕으로, 한국 농업이 세계 시장에서 더욱 빛나는 역할을 하기를 기대합니다.

제4부

농업의 패러다임을 바꾸다

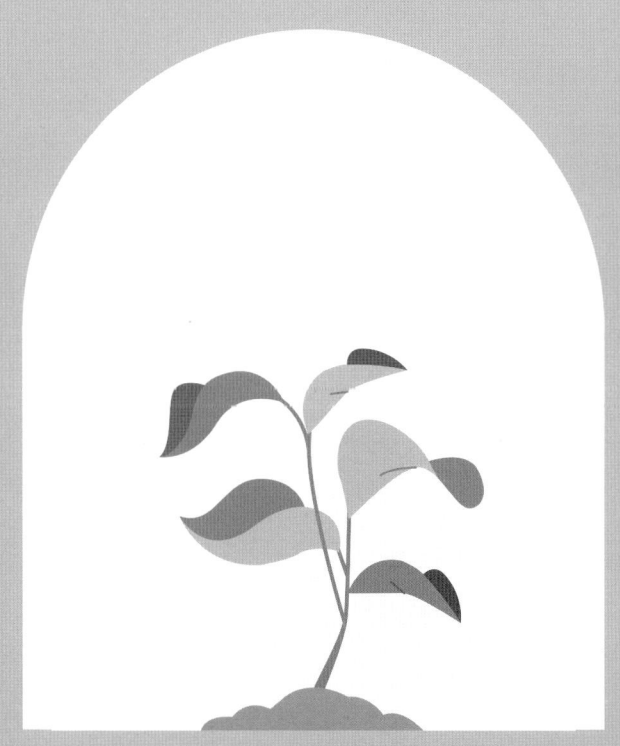

1장

농업과 식품,
하나의 산업으로

1. 농림수산식품부의 탄생과 새로운 패러다임

장관으로 재임하던 시기, 농업과 식품을 하나의 산업으로 통합하는 일은 단순히 하나의 정책 목표를 넘어서, 한국 농업의 미래를 결정짓는 중요한 과제였습니다. 당시 농업은 생산 중심의 전통적인 구조에 머물러 있었고, 이는 글로벌 시장에서의 경쟁력을 확보하는 데 한계가 있었습니다.

필자는 농업을 생산의 영역에서 벗어나 가공과 유통, 더 나아가 세계화된 식품 산업으로 확장해야 한다고 믿었습니다. 이를 통해 농업은 경제적 가치를 창출하는 혁신적인 산업으로 변모할 수 있었습니다.

그 변화의 첫걸음으로, 농업과 식품을 통합하는 농림축산식품부를 출범시켰습니다. 이 변화는 단순히 행정 조직의 개편이 아니었습니다. 농업의 생산 단계와 식품 산업의 가공 및 유통 단계를 유기적으로 연결함으로써, 농업과 식품이 하나의 완결된 산업 체계를 형성하도록 하는 전략이었습니다. 이러한 구조적 변화는 농민과 기업 모두에게 더 많은 기회를 제공하며, 국내 농산물의 부가가치를 높이는 결과를 가져왔습니다. 이 보다 더 값진 결과는 우리 땅에서 나온 농수산물을 이용한 식품 산업이 발전할 수 있는 기반을 만들어 '신토불이'가 농산물에서 식품으로 확대되었다는 점입니다.

이와 함께, 필자는 국내 농업의 경쟁력을 강화하기 위한 구체적인 사업들을 추진했습니다. 그중 하나가 키위 산업화를 통한 성공적인 사례였습니다. 뉴질랜드에서 도입된 키위는 참다래라는 이름으로 다시 태어났습니다. 생산에서 유통가공 판매까지 일괄시스템으로 국내 7대 과수로 성장시켰습니다. 이를 통해 고부가가치 산업으로 발전시켰습니다. 키위 가공품과 브랜드가 국내외 시장에서 인정받으면서, 농민들은 단순히 농산물을 판매하는 것을 넘어, 산업화된 제품으로 새로운 수익을 창출할 수 있었습니다. 이는 농업의 가능성을 확장시키고, 농업이 단지 땅에서 끝나는 일이 아니라 산업 전반에 걸쳐 기여할 수 있다는 점을 보여 주었습니다.

이때, 광우병 사태가 벌어졌습니다. 그 당시 유럽에서 삼겹살이 들어오면서 모든 먹거리가 국산으로 둔갑되었습니다. 또한 미국에서는 한국에서 수입된 소를 축사에 넣어 6개월 정도 사료를 먹이면 마블린이 생기고 그것을 다시 한국에서 수입하여 국산으로 둔갑되어 2~3배의 수입을 올리는 고질적인 병폐로 번져갔습니다. 이로인해 생산농민은 업이 무너졌고 소비자는 이를 모른 채 구입하여 결국 유통질서도 무너지고 말았습니다. 광우병 사태로 국산 소값이 생산 원가 이하로 폭락하자 축산 농민이 자살하는 사태가 벌어져 더 큰 사회문제로 이어졌습니다.

그 엄청난 위기를 기회로 만들어 낸 법이 둔갑판매 방지법, 원산지 표시제 도입이었습니다.

또한, 광우병 사태와 같은 위기 속에서 농업의 신뢰를 회복하고 체질을 개선하기 위한 노력도 병행했습니다. 당시 도입한 원산지 표시제는 소비자들에게 투명성과 신뢰를 제공하는 동시에, '신토불이' 국내 농축산물의 경쟁력을 높이는 중요한 역할을 했습니다. 소비자들이 제품의 출처를 확인하고 신뢰할 수 있게 되면서, 국내산 농축산물에 대한 수요가 증가했고, 이는 농민들의 소득 증대로 이어졌습니다. 이러한 제도적 변화는 한국 농업의 지속 가능성을 높이고, 세계 시장에서도 신뢰받는 시스템을 구축하는 기회가 되었습니다.

장관 시절, 가장 자랑스럽게 여기는 성과 중 하나는 천일염을 단순한 광물에서 식품으로 전환한 일이었습니다. 44년 동안, 천일염은 광물로 분류되어 산업부 소관이었습니다. 농림부가 식품과 결합하여 농림식품부가 되면서 소금은 산업부에서 식품부로 옮겼습니다. 이 정책은 천일염이 건강에 유익한 미네랄을 포함하고 있다는 과학적 근거를 바탕으로 추진되었습니다. 천일염이 식품으로 인정받으면서, 농민들은 새로운 시장을 개척할 수 있었고, 소비자들은 더욱 안전하고 건강한 소금을 선택할 수 있게 되었습니다. 이는 농업과 식품 산업이 서로의 가치를 높이며 상생할 수 있다는 중요한 사례로 남아 있습니다.

이 모든 노력은 단순히 국내 농업의 문제를 해결하는 데 그치지 않았습니다. 한국 농업이 세계와 연결되고, 한국의 전통 음식과 농산물이 글로벌 시장에서 인정받는 미래를 꿈꾸었습니다. 이를 위해 농업과 식품 산업의 통합을 기반으로 한 새로운 패러다임을 제시했습니다. 한국의 전통 발효음식, 고유한 농산물, 그리고 건강 중심의 식단은 세계인의 관심을 끌 수 있는 잠재력을 가지고 있었습니다. 한국 농업과 식품이 이러한 가능성을 바탕으로, 세계 시장에서 더욱 강력한 영향력을 발휘할 수 있을 것이라 믿었습니다.

농업에서 식품 산업으로의 전환은 한 세대의 노력으로 끝나는 일이 아닙니다. 이는 계속해서 발전하고 확장해야 하는 여정입니다. 제가 이 여정을 시작했다면, 지금은 더 많은 사람들과 함께 이 길을 이어가야 할 때입니다. 한국 농업과 식품이 세계인의 식탁 위에서 더 큰 가치를 발휘할 수 있도록, 우리는 더욱 혁신적이고 지속 가능한 방향으로 나아가야 합니다.

2. 융합을 통한 무한한 확장

장관으로 재임했던 시기, 한국 농업은 근본적인 변화와 새로운 패러다임을 필요로 하고 있었습니다. 농업은 단순히 생산을 넘어 가공, 유통, 그리고 세계화를 포괄하는 산업으로 변모해야 했습니다. 필자는 농업과 식품을 하나로 융합해 강력한 산업적 가치와 국가 경쟁력을 창출하는 비전을 세우고 이를 실현하기 위한 다각적인 노력을 기울였습니다.

먼저, 농림수산식품부를 탄생시켜 농업과 식품을 통합한 정책 구조를 마련했습니다. 이 통합은 단순히 부처 이름을 바꾸는 일이 아니라, 농업의 역할을 전통적인 생산에서 벗어나 산업 전체를 포괄하도록 확장하는 과정이었습니다. 이로 인해 농업은 생산 중심에서 벗어나 가공, 저장, 유통, 그리고 수출까지 포괄하는 거대 산업으로 성장했습니다. 예컨대, 전통 발효식품을 세계적으로 육성하고, 소금을 광물에서 식품으로 전환한 일은 이러한 산업적 전환의 대표적인 사례입니다. 이러한 노력으로 농민들에게 실질적인 혜택을 제공했습니다. 기존 농업은 주로 농민의 생산 능력에 의존했지만, 새로운 패러다임은 생산물을 가공하고 부가가치를 더해 농민들이 다양한 수익 구조를 가질 수 있도록 했습니다. 키위 산업화는 이러한 변화의 상징적 사례입니다. 과거 단순한 농산물로 취급되던 키위는 뉴질랜드와 키위동맹을 통해 세계 시장에서 인정받는 고부가가치 상품으로 자리 잡았습니다. 이로 인해 농가의 수익이 두 배 이상 증가했고, 농업의 범위를 확장하는 계기가 되었습니다.

농업과 식품 산업의 융합은 또 있습니다. 광우병 사태를 계기로 도입된 원산지 표시제는 소비자들에게 국내 농축산물의 품질을 보증할 수 있는 투명성을 제공하며, 국내 농업의 경쟁력을 높였습니다. 이 제도를 통해 소비자는 제품의 출처를 명확히 알고 선택할 수 있었고, 이는 국내산 농축산물에 대한 선호도를 높이며 농민들의 소득 증가로 이어졌습니다.

추진했던 또 다른 변화는 4차 산업혁명 시대를 대비한 농업의 도입은 생산성과 효율성을 높이는 데 중요한 역할을 했습니다. 첨단 기술을 통해 농산물의 보관 및 유통 과정을 개선하고, 글로벌 시장에서도 경쟁력을 갖추는 기반을 마련했습니다. 이를 통해 한국 농업은 더 이상 과거의 생산 중심 모델에 머물지 않고, 기술과 융합된 미래 지향적인 산업으로 나아갈 수 있었습니다.

결국, 농업을 식품 산업으로 통합하고 현대화한 노력은 단지 경제적 성과를 넘어, 국민 건강과 국가 경쟁력을 높였습니다. 이러한 변화는 농민과 소비자 모두에게 이익을 제공하며, 한국 농업이 글로벌 무대에서 지속 가능한 성장을 이룰 수 있는 토대를 마련했습니다. 농업과 식품을 하나로 융합한 새로운 패러다임은 한국 농업의 미래를 열어갈 열쇠입니다. 이를 통해 우리 농업은 세계로 뻗어나가는 한편, 국민의 삶 속에서 건강과 경제적 안정성을 동시에 제공할 수 있습니다.

3. 농업에서 식품 산업으로의 전환

농업을 식품 산업으로 전환하는 일은 단순한 변화가 아닌, 농업의 패러다임 자체를 새롭게 정의하는 과정이었습니다. 이 과정은 농업이 생산 중심에서 벗어나, 가공과 유통, 그리고 글로벌 경쟁력을 갖춘 산업으로 발전하는 기반을 마련했습니다. 이 전환을 통해 농업을 경제적 가치와 문화적 자산을 창출하는 강력한 도구로 만들고자 노력했습니다.

농업과 식품 산업의 융합은 다양한 어려움 속에서 시작되었습니다. 당시 농림부는 50조 원 규모의 농업과 산림을 다루는 전통적인 부처였습니다. 반면, 보건복지부에 소속된 식품 산업은 이미 100조 원 규모로, 농업과 분리된 상태였습니다. 농업이 독립적으로 생존할 수 없음을 인식하고, 식품 산업과 결합하지 않으면 한국 농업의 미래는 없다고 판단했습니다. 이를 대통령에게 제안한 끝에 농림수산식품부가 탄생했습니다. 이는 농업의 범위를 기존 생산 중심에서 식품산업으로 패러다임이 바뀌는 획기적인 변화였습니다는 농산물을 고부가가치 상품으로 전환하는 데 있습니다.

그러나 농업인들과 기업들 사이의 이해관계를 조율하고, 새로운 정책과 구조를 도입하는 과정에서 저항도 있었습니다. 특히, 기존의 생산 방식에서 벗어나 가공과 유통으로 시야를 확장하는 데에는 농업인의 교육과 지원이 필요했습니다. 이러한 과정을 통해 농업인이 단순히 생산자가 아닌, '농장에서 식탁까지' 모든 과정을 관리하는 주체가 되어야 한다는 점을 강조했습니다.

이 전환은 국내 농업뿐만 아니라 한국 식품의 글로벌화에도 기여했습니다. 발효식품과 전통 음식을 중심으로 한국의 식문화는 세계 시장에서 큰 관심을 받았습니다. 김치, 된장, 고추장 등 전통 발효음식은 한국의 고유한 맛과 건강 효능으로 전 세계에서 인정받고 있으며, 이는 농업과 식품 산업의 결합이 문화적 자산으로도 이어질 수 있음을 보여줍니다.

결국, 농업을 식품 산업으로 전환하는 과정은 단순히 농업의 새로운 가능성을 열고, 농민과 소비자 모두에게 혜택을 제공하는 길이었습니다. 이 과정은 한국 농업이 미래에도 지속 가능한 성장과 글로벌 경쟁력을 갖추는 데 필요한 토대를 마련했습니다. 이 변화는 단지 한 세대의 노력이 아닌, 지속적으로 발전하고 확장되어야 할 여정입니다.

4. 식품 산업의 새로운 장을 열다

조상들은 농업에서 식품 산업으로의 전환을 이미 경험하고 있었습니다. 고대 사회에서 농업은 단순히 먹거리를 생산하는 일을 넘어 보관, 가공, 유통의 개념으로 확장되었습니다. 예컨대, 곡물의 경우 단순히 수확해 소비하는 것에 그치지 않고, 이를 말리고 저장하거나 쌀을 발효시켜 막걸리와 같은 음료로 변환하는 과정을 통해 새로운 가치를 창출했습니다. 이러한 전통은 한국을 포함한 동아시아 지역에서 특히 두드러졌습니다. 발효 음식을 만들어낸 조상들의 지혜는 당시의 농업이 어떻게 초기 식품 산업의 형태를 띠게 되었는지를 잘 보여줍니다. 농업과 식품 산업의 융합이 필수적임을 강조하며 새로운 패러다임을 제시했습니다. 농업을 단순히 1차 산업에 머물게 하지 않고, 이를 가공, 유통, 세계화로 연결된 완성형 산업으로 발전시키는 것이 그 목표였습니다. 이러한 전환은 단지 경제적 이익을 넘어, 농업의 생태계를 강화하고, 더 나아가 국민의 건강과 삶의 질을 높이는 데 기여했습니다.

제가 특히 중점을 두었던 변화 중 하나는 전통 발효식품의 산업화였습니다. 된장, 간장, 고추장, 김치, 젓갈 같은 발효식품은 과거 조상들이 농산물을 저장하고 활용하기 위해 개발한 것이지만, 이를 현대화하고 세계적인 경쟁력을 갖추도록 지원하는 일은 오늘날에도 중요한 과제였습니다. 예를 들어, 발효식품의 핵심 재료인 천일염을 단순히 광물이 아닌 식품으로 전환한 사례는 이와 같은 전환의 상징적 성과였습니다. 천일염을 식품으로 인정받게 하면서 발효식품 산업은 새로운 도약의 발판을 마련했습니다.

이러한 전농업의 전통적 개념을 넘어 새로운 영역으로 나아가는 데 있어 농업인과 관련 산업의 저항이 존재했습니다. 기존의 생산 중심 구조에서 가공과 유통의 중요성을 이해시키고, 이러한 변화가 장기적으로 더 큰 가치를 창출할 수 있음을 설득해야 했습니다. 그러나 이 과정을 통해 농업은 더 이상 생산에 머무르지 않고, 소비자와 직접 연결되는 산업으로 성장할 수 있었습니다.

농업에서 식품 산업으로의 전환은 단지 현재의 문제를 해결하기 위한 것이 아닙니다. 이는 미래를 준비하는 일이기도 합니다. 과거와 현재의 농업이 주었던 교훈을 바탕으로, 우리는 지속 가능한 식품 생태계를 만들어갈 수 있습니다. 농업과 식품 산업이 융합된 이 새로운 모델은 단순한 경제적 성공을 넘어, 우리의 건강과 환경, 그리고 다음 세대의 삶에 긍정적인 영향을 미칠 것입니다.

전통에서 비롯된 지혜와 현대적 도전을 결합해 나아갈 때, 우리는 더 나은 미래를 만들어갈 수 있습니다. 이러한 변화는 단지 선택이 아니라, 필수적인 방향입니다. 앞으로도 농업과 식품 산업의 융합이 한국뿐만 아니라 전 세계적으로 중요한 역할을 하리라 믿습니다.

5. 과거와 현재를 넘어 미래를 향해

세계의 여러 나라들은 농업에서 식품 산업으로의 전환을 통해 경제적 부가가치를 창출하고, 지속 가능한 발전의 기반을 마련해왔습니다. 특히 일본, 미국, 프랑스, 영국, 독일과 같은 국가들은 각자의 전통과 환경에 맞춰 농업을 현대적 식품 산업으로 발전시키는 데 성공한 사례를 보여줍니다.

일본은 농업과 식품의 결합을 통해 독특한 전통을 보존하며 현대적 산업으로 발전시킨 대표적인 국가입니다. 일본의 사케(일본 술)와 미소(된장)는 단순한 음식 재료를 넘어 문화적 자산으로 자리 잡았습니다. 예컨대, 사케는 쌀을 발효시키는 전통적인 방식에서 출발했지만, 이를 과학적 기술과 결합하여 세계적으로 경쟁력 있는 제품으로 만들어냈습니다. 이 과정에서 일본은 소규모 농가와 대형 기업 간 협력을 통해 지역 경제를 활성화하며, 전통과 현대를 조화롭게 연결했습니다.

미국은 농업 생산력을 기반으로 대규모 식품 산업을 일궈낸 대표적인 사례입니다. 초기에는 대규모 곡물 생산이 중심이었지만, 이후 이를 가공하여 시리얼, 스낵, 가공식품으로 전환하며 세계 식품 시장을 장악했습니다. 특히, 캘리포니아의 와인 산업은 포도 농업에서 시작해 첨단 기술과 마케팅 전략을 결합해 세계적인 브랜드를 구축한 성공적인 예입니다.

프랑스는 전통적인 농업과 고급 식품 산업을 결합한 독특한 사례를 보여줍니다. 프랑스의 치즈와 와인은 농업에서 식품 산업으로의 전환이 문화적 정체성과 경제적 성공을 어떻게 동시에 이룰 수 있는지를 잘 보여줍니다. 지역 특산물을 중심으로 생산 방식을 표준화하고 품질을 유지하며, 세계 시장에서 독보적인 위치를 차지하고 있습니다.

독일은 농업과 첨단 기술을 결합하여 농업 생산성을 높이고, 이를 기반으로 가공식품 산업을 강화했습니다. 독일의 맥주는 고대부터 내려온 양조 기술을 현대적 생산 방식과 결합해 세계적인 산업으로 발전시킨 대표적인 사례입니다.

영국은 농업과 산업 혁명의 전통을 결합해 다양한 가공식품과 음료 산업을 발전시켰습니다. 티(Tea)와 같은 식품은 단순히 소비재를 넘어, 영국 문화의 상징으로 자리 잡았습니다. 이를 통해 농업이 단순히 식량 공급을 넘어 문화와 경제적 가치를 창출하는 영역으로 확장되었습니다.

한국도 이러한 흐름에서 예외가 아니며, 한국 농업과 식품 산업의 결합이 미래를 위한 필수적인 방향이라고 생각합니다. 예를 들어, 제가 장관으로 재임할 당시 천일염을 광물에서 식품으로 전환하고, 이를 기반으로 된장, 간장, 고추장, 김치와 같은 발효식품을 글로벌화한 사례는 농업이 어떻게 식품 산업으로 발전할 수 있는지를 잘 보여줍니다.

농업에서 식품 산업으로의 전환은 단지 경제적 이익을 넘어서, 우리의 전통을 보존하고 이를 통해 미래 세대에 가치를 전달하는 과정입니다. 과거와 현재를 연결하며 세계적인 관점에서 우리의 농업과 식품 산업을 확장할 때, 우리는 지속 가능한 발전과 글로벌 경쟁력을 동시에 달성할 수 있을 것입니다.

2장

위기를 기회로 만든 광우병 사태

1. 광우병 사태

광우병, 즉 소해면상뇌증(BSE)은 1980년대 영국에서 처음 발생한 질병으로, 농불성 사료를 초식 동물인 소에게 먹이는 비윤리적이고 비지연적인 사육 방식에서 비롯되었습니다. 이 병은 변형 프리온 단백질에 의해 발생하며, 인간에게는 변종 크로이츠펠트-야콥병(vCJD)으로 전염될 가능성이 있습니다.

광우병은 유럽을 중심으로 급격히 확산되었으며, 전 세계적으로 수십만 마리의 소가 폐기되었고, 소비자 신뢰와 농업 경제에 심각한 타격을 입혔습니다. 미국산 쇠고기의 수입 문제로 인해 큰 사회적 논란을 일으켰습니다.

장관으로 재임하면서, 광우병 위기를 직접적으로 마주해야 했습니다. 당시 여론은 광우병에 대한 과도한 공포로 촛불 집회와 불매운동으로 이어졌고, 소비자 신뢰는 바닥에 떨어졌습니다. 소 값은 원가인 450만 원보다 낮은 400만 원으로 폭락했고, 축산 농가는 생존의 기로에 놓였습니다. 심지어 일부 농가는 극단적인 선택을 하기도 했습니다. 이러한 상황에서 책임감과 위기 의식을 가지고 이 문제를 해결하고자 했습니다.

광우병 위기는 단지 공중 보건, 농업 경제, 그리고 국가 정책의 투명성과 관련된 문제였습니다. 이 위기를 기회로 삼아 새로운 정책을 도입하기로 결심했습니다. 그 중 하나가 원산지 표시제의 도입이었습니다.

당시 많은 외국산 농축산물이 국내산으로 둔갑해 판매되며 소비자와 농민 모두에게 피해를 주고 있었습니다. 이를 근절하기 위해 원산지 표시제를 법제화했고, 이를 통해 소비자는 제품의 출처를 명확히 알 수 있게 되었고, 국내 농축산물의 경쟁력이 강화되었습니다. 이 법안의 시행은 축산 농가의 소득을 평균 3백만 원 이상 증가시키며 경제적 안정성을 가져왔습니다 .

국제적으로도 각국은 광우병에 대한 다양한 대응을 보였습니다. 일본은 광우병 발병 가능성을 줄이기 위한 강력한 규제를 시행했습니다. 스웨덴은 동물성 사료 사용을 금지하며, 광우병이 발생하지 않은 모범 사례로 평가받고 있습니다. 미국은 특정 위험 물질(SRM)을 제거하고 동물성 사료 사용을 제한하며 문제 해결에 나섰습니다. 유럽은 광우병의 진원지로서 초기 피해가 컸지만, 강력한 규제와 관리 시스템을 통해 소비자 신뢰를 회복했습니다.

저는 원산지 표시 제도를 도입하기 위해 보건복지부 소관 법안을 추진하려 했습니다. 하지만 오랜 기간 이해관계를 맺어온 수입업자들의 반대에 부딪혔고, 관련 부처 장관들의 협조와 대통령의 지시가 있었음에도 두 달 동안 성과를 내지 못했습니다.

결국 최종 단계에서 방향을 바꿔, 농림축산식품부와 농산물품질관리법을 기반으로 추진하기로 결정했습니다.
그러나 첫 번째 장애물은 법률 해석이었습니다. 법제처에서는 "전국민에게 영향을 미치는 법은 식품위생법 아래에 있어야 한다"는 해석을 내놓았습니다. 다행히 광우병 사태로 인해 생긴 혼란과 위기를 활용해 이를 극복할 수 있었습니다.

두 번째 장애물은 법사위원회였습니다. 상임위원회를 통과한 후, 법안은 법사위원회의 판단을 받아야 했습니다. 법사위원회는 원산지 표시제를 전국 60만개 식당에 적용해야 하므로 행정수요가 너무 크니 우선 100㎡ 이상의 5만 7천 개 식당부터 적용하는 단계적 도입 방안을 제시했습니다.

미국에서 총기 규제를 쉽게 시행할 수 없는 것처럼, 원산지 표시제

역시 강력한 이해관계로 인해 큰 장벽이 있었습니다. 이에 대해 검찰은 전국에 1000명의 특별사법경찰을 배치하고, 2만 명의 시민 감시단을 운영하는 대안을 제시해 행정 부담을 해결했습니다. 이를 통해 법안은 법사위원회를 통과할 수 있었습니다.

결국 2008년 7월, 원산지 표시제가 도입되었으며, 쇠고기, 돼지고기, 닭고기, 김치, 쌀에 적용되었습니다.

광우병 위기를 극복하는 과정에서 과학적 데이터를 기반으로 한 투명한 소통이 얼마나 중요한지 절실히 깨달았습니다. 오해와 의심은 과학적 근거를 묻어버릴 만큼 강력했습니다.

광우병은 우주의 섭리를 깨고 인간의 탐욕이 만든 재앙입니다. 초식동물인 소에게 육식동물이 먹는 육골분 사료를 사용해서 만든 병으로 80년대 영국에서 창궐했는데 90년대 초반, 초식 동물인 소에게 동물성 사료를 금지한 이후 광우병은 급속히 줄어서 2008년 필자가 장관으로 재임시엔 수만 마리가 발병된 광우병이 160여 마리로 줄어들었습니다.

이제 원인을 알았기에 '10년 후에는 사라질 것이다' 라고 그렇게 주장했지만 거짓선동에 의한 광풍은 혼란의 도가니로 빠져들었습니다. 그 위기 상황에서 너무 어려웠던 둔갑 판매 방지를 법으로 만드는 일에 혼신의 노력을 다했습니다. 그렇게 해서 새롭게 태어난 것이 원산지 표시제였습니다.

2. 원산지 표시제도의 도입

원산지 표시제는 소비자가 제품의 생산지와 출처를 명확히 알 수 있도록 하는 제도로, 특히 농축산물과 식품의 투명성을 확보하는 데 중요한 역할을 합니다. 소비자는 제품의 원산지를 확인함으로써 품질과 안전성을 스스로 판단할 수 있고, 이는 신뢰를 바탕으로 한 소비 시장을 형성하는 데 필수적인 요소입니다.

제가 장관으로 재임하던 시기, 광우병 사태는 한국 농업과 축산업에 심각한 신뢰 위기를 가져왔습니다. 당시 미국산 쇠고기 수입 재개에 대한 논란은 소비자들 사이에서 불안감을 불러일으켰고, 광우병에 대한 과도한 공포는 국내 축산업의 기반을 흔들었습니다. 이러한 상황에서 농업과 축산업의 신뢰를 회복하고, 소비자가 안심하고 국내산 농축산물을 선택할 수 있는 환경을 조성하기 위해 원산지 표시제의 도입을 추진했습니다.

원산지 표시제는 단순한 라벨링 이상의 의미를 가졌습니다. 광우병 사태와 맞물려 소비자들은 먹거리의 안전성에 대한 불신이 극에 달해 있었습니다. 특히 국내산 제품과 수입산 제품이 구분되지 않거나, 수입산이 국내산으로 둔갑하여 판매되는 사례가 많았던 당시 상황에서, 소비자는 신뢰할 수 있는 선택권을 필요로 했습니다. 이를 해결하기 위해 원산지 표시세를 강력히 시행하며 소비자가 제품의 출처를 명확히 알 수 있도록 했습니다.

원산지 표시제가 도입되었을 때, 초기에 반발도 있었습니다. 일부 유통업체와 수입업자들은 관리의 어려움을 핑계로 제도 시행에 난색을 표했습니다. 그러나 소비자의 신뢰가 회복되지 않는 한 농업과 식품 산업의 지속 가능성도 보장될 수 없다고 판단했습니다. 원산지 표시제는 단순히 규제가 아니라, 소비자와 생산자 간 신뢰를 구축하는 중요한 매개체였습니다.

제도 시행 이후 나타난 변화는 분명했습니다. 소비자는 제품의 출처를 확인할 수 있는 권리를 누리게 되었고, 이는 국내산 농축산물에 대한 신뢰와 선호도를 높이는 결과를 가져왔습니다. 특히 광우병 사태 이후 국내산 쇠고기의 판매량이 급격히 증가했고, 국내 축산 농가의 소득도 눈에 띄게 개선되었습니다. 또한, 수입 농축산물의 신뢰도 역시 투명한 원산지 표시를 통해 점차 회복되었습니다.

원산지 표시제 도입은 단순히 국내 농축산업의 경쟁력을 강화하는 데 그치지 않고, 소비자와 생산자 모두에게 신뢰와 투명성을 제공하는 중요한 계기가 되었습니다. 소비자는 더 이상 먹거리의 출처를 의심할 필요가 없었고, 농민들은 자신의 제품을 정당한 대가를 받고 판매할 수 있는 환경을 갖추게 되었습니다.

제가 이 제도를 도입하며 가장 중요하게 생각했던 것은 단순히 규제의 시행이 아니라, 농업과 식품 산업 전체의 체질을 개선하는 것이었습니다. 원산지 표시제는 국내 농축산물이 단순히 가격 경쟁력이 아니라, 품질과 신뢰를 바탕으로 세계 시장에서도 경쟁할 수 있도록 돕는 첫걸음이었습니다.

결국, 원산지 표시제는 농업과 소비의 관계를 새롭게 정의한 변화였습니다. 이 제도는 소비자의 알 권리를 보장하며, 농업과 축산업의 지속 가능성을 높이는 데 기여했습니다. 이 제도가 단순한 규제가 아니라, 더 나은 미래를 위한 기반이될 것입니다. 앞으로도 원산지 표시제가 더 넓은 영역에서 투명성과 신뢰를 구축하는 도구로 작용할 것으로 믿어 의심치 않습니다.

3. 국내 농업과 축산업의 경쟁력 강화

원산지 표시제는 도입 이후 한국의 농업과 축산업에 중요한 변화를 가져왔습니다. 이 제도는 단순히 소비자에게 정보를 제공하는 것을 넘어, 국내 농축산업의 경쟁력을 강화하고 국가 경제에 기여하는 핵심 요소로 자리 잡았습니다. 특히, 국내 생산자와 소비자 모두에게 긍정적인 영향을 미치며, 농업과 축산업의 지속 가능한 발전을 가능하게 했습니다.

원산지 표시제는 국내 농축산업의 품질 경쟁력을 높이는 데 중요한 역할을 했습니다. 소비자는 원산지를 명확히 확인할 수 있게 되면서, 국내산 농축산물의 안전성과 품질을 신뢰하게 되었습니다. 이는 수입산 제품과의 차별화를 가능하게 했으며, 국내 생산물에 대한 선호도를 높이는 결과를 가져왔습니다. 예를 들어, 광우병 사태 이후 원산지 표시제가 강화되면서 국내산 쇠고기의 판매량은 크게 증가했습니다. 소비자들은 더 이상 먹거리의 출처를 의심하지 않고, 국내산 제품을 선택하며 안심할 수 있었습니다. 이는 농가 소득의 안정화와 축산업의 회복으로 이어졌습니다.

이 제도는 농민과 축산업 종사자들에게도 실질적인 이익을 제공했습니다. 원산지 표시제가 정착되면서 농민들은 자신의 제품을 정당한 가격에 판매할 수 있는 환경을 갖추게 되었습니다. 이는 가짜 국내산 제품의 판매로 인한 피해를 줄이고, 소비자에게 품질로 평가받을 수 있는 기회를 제공했습니다. 특히, 품질 높은 농축산물을 생산하려는 농민들의 의욕을 고취시키며, 생산성 향상과 더불어 부가가치를 높이는 데 기여했습니다.

2009년 한국농촌경제연구원의 연구에 따르면 2008년 8월부터 1년 6개월간 쇠고기 원사지표시제도의 쇠고기 부분 경제적 효과가 1조 365억원에 달하고 돼지고기, 김치 등 타 부문까지 더하면 더욱 클 것이라고 분석하였습니다. 현재까지 유지되고 있는 이 제도로 우리는 수십조원의 경제적 효과를 보고 있는 셈입니다.

국가적으로도 원산지 표시제는 한국 농업과 축산업의 글로벌 경쟁력을 강화하는 계기가 되었습니다. 국제 시장에서 한국산 농축산물은 품질과 안전성으로 인정받고 있으며, 이는 국가 브랜드 이미지 개선에도 기여하고 있습니다. 한류와 더불어 한국산 식품이 세계 시장에서 각광받으면서, 원산지 표시제는 신뢰를 기반으로 한 수출 확대의 중요한 요소로 자리 잡았습니다.

2024년 현재, 원산지 표시제는 소비자들에게도 실질적인 도움을 주고 있습니다. 소비자는 제품의 원산지를 확인함으로써 품질과 안전성을 보장받으며, 현명한 소비를 할 수 있는 선택권을 갖게 되었습니다. 예를 들어, 한 소비자가 김치를 구매할 때, 국내산 배추와 고춧가루로 만든 제품을 선택함으로써 더 나은 맛과 품질을 경험할 수 있습니다. 이는 소비자 만족도를 높이는 동시에, 국내 생산물에 대한 긍정적인 평가로 이어집니다.

원산지 표시제의 의미는 단순히 과거의 위기를 해결한 제도를 넘어, 미래에도 지속 가능한 농업과 축산업의 기반을 마련하는 데 있습니다. 이 제도는 소비자와 생산자를 연결하는 투명한 다리 역할을 하며, 신뢰를 기반으로 한 시장을 형성합니다. 또한, 지속적으로 변화하는 글로벌 식품 시장에서도 한국의 농축산물이 경쟁력을 유지할 수 있도록 돕는 중요한 도구입니다.

결국, 원산지 표시제는 농업과 축산업의 체질 개선을 가능하게 하고, 개인의 이익과 국가 경쟁력을 동시에 증진시킨 제도입니다. 소비자들에게는 안전하고 신뢰할 수 있는 먹거리를 제공하며, 생산자들에게는 품질로 인정받을 수 있는 기회를 제공합니다. 앞으로도 이 제도가 더욱 발전하여, 한국 농업과 축산업이 세계 시장에서 더욱 빛을 발할 수 있기를 기대합니다.

4. 원산지 표시제의 국제 사례와 한국의 비교

원산지 표시제는 제품의 출처를 명확히 밝히는 제도로, 소비자의 신뢰를 구축하고 공정한 유통을 보장하는 중요한 정책 도구로 자리 잡았습니다. 여러 나라에서 원산지 표시제가 시행되고 있지만, 그 접근 방식과 운영 수준에는 차이가 있습니다. 원산지 표시제의 개념은 고대부터 존재했지만, 현대적인 형태로 처음 시행한 곳은 프랑스입니다. 20세기 초 샴페인과 같은 지역 특산물 보호를 위해 시작된 제도는 이후 유럽 전역으로 확대되었습니다.

유럽연합(EU)은 원산지 표시제의 선도적인 지역으로, 1990년대부터 지리적 표시(PGI, PDO) 제도를 통해 특정 지역의 전통성과 품질을 보증하는 방식으로 발전시켜 왔습니다. 프랑스의 샴페인, 이탈리아의 파르마 햄 등이 대표적 사례입니다. 유럽연합의 체계는 단순한 원산지 표시를 넘어 지역 생산자의 권리를 보호하고, 전통적인 생산 방식을 유지하며, 글로벌 시장에서 해당 지역의 브랜드 가치를 높이는 데 중점을 둡니다.

미국의 원산지 표시제는 주로 농축산물과 수산물에 적용됩니다. 미국 농무부(USDA)의 'Country of Origin Labeling (COOL)' 제도는 소비자가 쇠고기, 돼지고기, 닭고기, 생선 등 주요 식품의 원산지를 확인할 수 있도록 합니다. 다만, 미국은 원산지 표시의 의무화가 상대적으로 제한적이며, 특히 다국적 기업의 로비 영향으로 일부 품목에서는 완전한 투명성을 보장하지 못한다는 비판을 받고 있습니다.

일본은 원산지 표시제를 매우 철저하게 운영하며, 특히 수산물과 쌀, 그리고 전통 농산물에 중점을 둡니다. 일본의 농산물은 지역성과 품질이 브랜드화되어 있으며, 소비자들은 원산지를 제품 선택의 중요한 기준으로 삼습니다. 일본은 농산물뿐만 아니라 가공식품에도 원산지 표시를 확대 적용하고 있어, 한국과 유사한 소비자 중심의 제도를 구축했습니다.

독일은 친환경 농업과 유기농 식품의 선두주자로, 원산지 표시제도에서 이러한 요소를 강조합니다. 'Bio' 인증은 독일 내 원산지와 생산 과정을 명확히 하여 소비자 신뢰를 확보하는 데 중요한 역할을 합니다. 영국은 특히 차(Tea)와 같은 특정 품목에서 원산지 표시를 활용하여 제품의 역사적, 문화적 가치를 강조하고 있습니다.

한국의 원산지 표시제는 특히 농축산물과 외식 산업에서 독특한 발전을 이뤘습니다. 한국은 광우병 사태를 계기로 원산지 표시제를 강화했으며, 쇠고기, 돼지고기, 쌀, 김치 등의 주요 식품군에 대해 투명한 정보를 제공하고 있습니다. 특히, 2008년 광우병 위기 속에서 한국은 미국산 쇠고기 수입 논란을 계기로 원산지 표시를 의무화하고, 이를 엄격히 단속하기 위한 시민 감시단과 특별 사법경찰 조직을 운영했습니다. 이 제도는 소비자 신뢰 회복과 국내 농축산물의 경쟁력 향상에 크게 기여했습니다.

원산지 표시제는 각국의 식문화와 경제적 환경에 맞춰 발전하고 있습니다. 한국은 이 제도를 통해 소비자 권리를 보호하고 국내 농축산업의 경쟁력을 강화해왔으며, 이는 글로벌 시장에서도 신뢰를 구축하는데 기여하고 있습니다. 각국의 사례를 참고하여 한국의 원산지 표시제를 더욱 개선하고, 전 세계 소비자들이 신뢰할 수 있는 시스템으로 발전시켜 나가야 할 것입니다.

5. 광우병과 원산지 표시제

광우병사태와 원산지 표시제 도입은 단순히 공중보건과 농축산업의 문제를 넘어서, 국민건강 전반에 영향을 미치는 중요한 전환점이었습니다. 제가 원산지표시제를 강력히 추진한 이유 중 하나는 먹거리의 안전성과 신뢰가 국민건강의 근간이 되며, 특히 난임과 불임문제를 해결하는데 있어 핵심적인 역할을 한다는 믿음 때문이었습니다.

광우병은 변형 프리온 단백질로 인해 인간에게 변종 크로이츠펠트-야콥병(vCJD)을 유발할 수 있는 치명적인 질병으로, 특히 식품 안전과 관련하여 전 세계적으로 큰 충격을 주었습니다. 한국에서 광우병 사태는 미국산 쇠고기의 수입 재개를 둘러싼 논란으로 확대되었고, 이는 국민의 식품 안전에 대한 불신으로 이어졌습니다. 소비자들은 먹거리의 출처와 품질을 확인할 방법이 없다는 사실에 분노했고, 이는 건강에 민감한 문제, 특히 난임과 불임 문제를 포함한 생식 건강에까지 영향을 미쳤습니다.

광우병 위기를 기회로 삼아 원산지 표시제를 도입하고, 국민의 먹거리 신뢰를 회복하려 했습니다. 먹거리의 출처를 명확히 밝히는 이 제도는 단순히 소비자 권리를 보호하는 차원을 넘어, 건강한 식생활을 위한 첫걸음이었습니다. 난임과 불임의 문제는 여러 요인이 결합된 결과지만, 그중에서도 식품 안전과 관련된 요소는 간과할 수 없는 중요한 부분입니다.

불임과 난임의 증가에는 여러 원인이 있지만, 그중 하나는 음식 속의 독소와 품질 저하로 인한 생식 건강의 약화입니다. 광우병 사태를 통해 부각된 먹거리의 안전성 문제는 단순히 식품의 유해성에 그치지 않고, 장기적으로 생식 능력에 영향을 미칠 수 있습니다. 원산지 표시제를 통해 소비자는 더 안전하고 질 높은 음식을 선택할 수 있게 되었고, 이는 곧 생식 건강에도 긍정적인 영향을 미쳤습니다.

이러한 먹거리의 안전성을 확보하는 것이 곧 생명을 준비하는 과정이라고 보았습니다. 임신을 준비하는 부부들에게 안전한 먹거리는 가장 기본적인 조건입니다. 원산지 표시제는 단순히 수입산과 국내산을 구분하는 것이 아니라, 더 나아가 건강한 먹거리를 제공하고 국민의 몸과 마음을 안정시키는 역할을 합니다. 소비자들이 국내산 제품을 신뢰하고 선택할 수 있게 됨으로써, 농업과 식품 산업도 새로운 활력을 얻었습니다.

이 제도의 도입은 또한 국내 농축산물의 품질 향상을 촉진했습니다. 농민들은 더 나은 품질의 제품을 생산하기 위해 노력했고, 이는 소비자의 건강과 직결되었습니다. 예컨대, 발효식품과 같은 전통 음식을 중심으로 한 식단이 다시 주목받으면서, 난임 부부들이 건강한 식생활을 통해 몸을 준비할 수 있는 환경이 조성되었습니다.

광우병 사태는 저에게 많은 교훈을 주었습니다. 위기는 단순히 극복해야 할 대상이 아니라, 더 나은 미래를 위한 기회로 전환할 수 있는 순간이었습니다. 원산지 표시제를 도입하고, 먹거리의 안전성을 확보한 것은 난임과 불임 문제를 포함한 국민 건강 전반에 긍정적인 영향을 미치는 시작이었습니다.

결국, 원산지 표시제는 국민 건강을 위한 기반을 다지고, 더 나아가 난임과 불임 문제를 해결하는 데 기여하는 중요한 정책이었습니다. 이 제도가 단순한 법적 의무를 넘어, 건강한 삶과 생명의 존엄성을 지키는 길이라고 믿습니다. 앞으로도 이 제도를 통해 국민의 건강과 생명에 기여하는 환경을 만들어 가야 할 것입니다.

3장

소금을 광물에서 식품으로 바꾸다

1. 소금, 광물이 식품이 되다

소금은 인류 문명에서 없어서는 안 될 필수적인 물질입니다. 과거에는 소금이 단순히 광물로 여겨졌지만, 오늘날 우리는 소금을 음식의 일부로 바라봅니다. 제가 장관으로 재임하던 시기, 광물로 취급되던 천일염을 식품으로 전환한 정책을 추진했던 이유는 천일염의 본질과 그 가치를 새롭게 정의하기 위한 것이었습니다. 천일염은 단순한 맛의 첨가제가 아니라, 건강과 생명을 유지하는 중요한 요소입니다.

  광물은 지구의 구성 물질로, 자연에서 얻을 수 있는 무기질을 포함합니다. 소금은 이러한 광물의 한 종류로, 나트륨과 염소가 결합된 화합물입니다. 우리 몸은 나트륨을 통해 전해질 균형을 유지하며, 세포 간 신호 전달과 근육 기능을 조절합니다. 그러나 소금은 양날의 칼과 같아, 지나친 섭취는 건강에 해를 끼칠 수 있습니다.

제가 천일염을 광물에서 식품으로 전환한 이유는 소금의 안전성과 품질을 보장하기 위해서였습니다. 천일염은 바닷물을 햇빛과 바람으로 자연스럽게 증발시켜 얻는 방식으로 생산되며, 이는 우리 조상들이 오래전부터 사용해온 전통적 방식입니다. 천일염은 일반 정제 소금에 비해 미네랄 함량이 풍부하며, 염도가 낮고 독성이 적어 건강에 더 이롭습니다. 이러한 특성은 단순한 화학적 조성이 아니라, 바람과 햇빛, 그리고 자연이 빚어낸 생명의 결정체입니다.

한국의 고문헌에서도 소금의 가치를 찾아볼 수 있습니다. 조선 시대 의학서 '동의보감'에서는 소금을 단순히 음식의 조미료로 여기지 않고, 몸의 독소를 제거하고 혈액순환을 돕는 중요한 약재로 기록했습니다. 소금은 생명을 유지하는 데 없어서는 안 되는 물질로, 농업과 축산업에서도 필수적인 자원으로 활용되었습니다.

해외에서도 소금의 가치는 오래전부터 인정받아 왔습니다. 로마 시대에는 소금이 화폐로 사용될 만큼 귀중한 자원이었으며, 영어 단어 '급여(Salary)'의 어원이 소금에서 비롯되었을 정도입니다. 이는 소금이 생명 유지와 사회적 가치에서 얼마나 중요한 역할을 했는지 보여줍니다.

소금과 음식의 관계는 인간의 건강과 생식 능력에까지 영향을 미칩니다. 지나친 소금 섭취는 고혈압과 심혈관 질환의 원인이 될 수 있지만, 적정량의 소금 섭취는 체내 전해질 균형을 유지하며, 생식 기관의 건강에도 기여합니다. 특히, 천일염은 그 자체로 해로운 화학적 첨가물이 없기 때문에, 생식 건강을 위해 음식을 준비하는 과정에서 안전한 선택이 될 수 있습니다.

난임과 불임의 문제를 해결하는 데 있어 소금은 간접적이지만 중요한 역할을 합니다. 천일염과 같은 건강한 소금을 기반으로 한 발효식품은 장 건강을 개선하고 면역력을 강화하며, 생식 능력을 향상시키는 데 기여합니다. 된장, 간장, 고추장 등 전통 발효음식의 기본 재료로 사용되는 천일염은 건강한 음식을 만드는 데 없어서는 안 되는 요소입니다.

소금을 얻기 위한 조상의 노력은 놀라울 정도로 치열했습니다. 과거 소금은 귀한 자원이었기에, 염전과 같은 특별한 장소에서 바닷물을 증발시켜 천일염을 얻는 방식이 개발되었습니다. 이 과정은 단순히 노동의 산물이 아니라, 자연과 조화를 이루며 생명을 잉태하는 준비 과정이었습니다.

식약처에서는 정제염만을 식용으로 인정하고 천일염은 광물로 취급하여 산업자원부에서 관장하였습니다. 천일염을 광물에서 음식으로 인정하고 정의하는 일은 단순한 분류의 전환이 아니라, 건강과 생명의 가치를 재발견하는 일이었습니다. 천일염이 단순히 조미료가 아니라, 우리의 삶과 건강을 지키는 중요한 자산이라고 믿습니다. 건강한 소금을 기반으로 한 음식을 통해, 우리는 난임과 불임 문제를 해결하는 데 한걸음 더 나아갈 수 있을 것입니다.

2. 천일염 산업의 혁신

한국의 서남해안은 세계적인 천일염 생산지로 손색이 없는 최적의 조건을 갖추고 있습니다. 특히 신안군은 국내 천일염 생산의 중심지로, 자연의 햇빛과 바람을 활용해 순수한 바닷물을 증발시키는 방식으로 고품질 천일염을 생산해 왔습니다. 이러한 천일염은 전통 발효식품의 필수 재료로, 간장, 된장, 고추장, 김치, 젓갈과 같은 한국의 대표 음식의 기초를 이루고 있습니다.

제가 농림수산식품부 장관으로 임명된 이후, 천일염이 수십 년 동안 단순히 광물로 분류되어 경쟁력이 부족하다는 점에 깊이 문제를 제기했습니다. 당시 천일염은 값싼 수입 소금과의 경쟁에서 밀리고 있었으며, 정부는 오히려 염전을 폐쇄하려는 정책을 시행하고 있었습니다. 그러나 천일염이 단순한 광물이 아니라, 전통 발효음식의 기초를 이루는 필수 식품으로 인식되어야 한다고 주장했습니다.

그 결과, 천일염은 산업부에서 농림수산식품부로 이관되었고, 식품으로 재정의되었습니다. 이 변화는 단지 행정적 전환에 그치지 않았습니다. 천일염은 프랑스의 게랑드 소금과 품질에서 뒤지지 않는다는 평가를 받으면서, 국내외적으로 새롭게 주목받기 시작했습니다. 두바이의 칠성급 호텔에서 프랑스 소금을 대체해 한국 천일염을 사용하는 사례는 한국 천일염의 가능성을 보여줍니다.

한국의 천일염 산업은 연간 수천 톤에 달하는 생산량을 자랑하며, 특히 신안군은 국내 천일염의 약 65%를 생산합니다. 그러나 생산원가 대비 낮은 판매 가격과 유통 구조의 비효율성은 여전히 해결해야 할 과제입니다. 천일염은 생산 원가인 5,000원에 비해 산지가격이 절반도 되지 않는 경우가 많아, 염전 어민들에게 경제적 어려움을 안겨주고 있습니다.

이러한 어려움을 해결하기 위해, 정부와 지역사회는 천일염 유통 센터를 완공하고, 원산지 표시제를 확대 적용하며, 글로벌 시장에서 한국 천일염의 브랜드 가치를 높이는 방안을 적극적으로 모색해야 합니다. 천일염은 단순한 조미료가 아니라, 국민 건강과 전통 문화의 중요한 기초 자산이기 때문입니다.

프랑스의 게랑드 소금과 한국의 천일염은 자연 생산 방식과 품질에서 유사한 면이 많지만, 가격은 큰 차이를 보입니다. 프랑스 게랑드 소금이 kg당 10만 원에 판매되는 반면, 한국 천일염은 kg당 1천 원에 불과한 경우도 많습니다. 이는 한국 천일염의 가치가 충분히 인정받지 못했음을 보여줍니다.

미국과 호주는 주로 산업용 소금과 정제염 생산에 중점을 두고 있으며, 일본은 바닷물을 증발시켜 얻은 소금을 주로 가정용으로 사용합니다. 한국 천일염은 지수화풍(地水火風)에 의해 생산되어 천연 미네랄 함량이 높고, 전통 발효식품에 적합한 특성을 가지고 있어, 이러한 경쟁 속에서 독보적인 위치를 점할 가능성을 가지고 있습니다.

천일염 산업은 단순히 생산과 유통을 넘어, 한국의 전통 발효식품과 한식 세계화의 근간을 이루는 중요한 산업입니다. 천일염은 한국 고유의 자연과 문화가 담긴 제품으로, 그 자체로 글로벌 시장에서 독보적인 경쟁력을 갖추고 있습니다. 천일염을 중심으로 한 산업적 혁신과 글로벌 진출은 단순히 경제적 이익을 넘어서, 한국의 음식 문화와 건강한 먹거리의 가치를 세계에 알리는 중요한 계기가 될 것입니다.

3. 국내 소금 산업의 부흥과 세계적 가치 창출

소금은 인류 문명에서 중요한 역할을 해왔으며, 한국에서도 필수적인 자원으로 간주되어 왔습니다. 그러나 20세기 중반 이후 국내 소금 산업은 수입 소금의 유입과 정책적 무관심 속에서 점차 쇠퇴했습니다. 장관으로 재임하는 동안 국내 소금 산업의 부활을 위한 길을 찾고, 이를 글로벌 가치를 창출하는 기회로 전환하고자 했습니다.

한국의 소금 산업은 전통적으로 천일염을 중심으로 발전해왔습니다. 서남해안 지역은 자연 조건이 적합하여 세계 최고 품질의 천일염을 생산할 수 있는 잠재력을 가지고 있었습니다. 하지만 1980년대 이후 값싼 수입 소금이 시장을 잠식하며 국내 염전이 급격히 줄어들었습니다. 염전은 한때 5천여 곳이 운영되었지만, 정책적 지원 부족과 가격 경쟁에서 밀려 현재는 약 1천여 곳만 남아 있습니다. 이러한 상황은 국내 소금 산업을 회복하기 위해 새로운 전략이 필요함을 보여주었습니다.

　제가 농림수산식품부 장관으로 재임하던 시기, 국내 소금 산업의 가치를 재발견하고 이를 식품으로 전환하기 위한 정책을 추진했습니다. 천일염은 단순히 광물이 아닌, 한국 전통 발효식품의 기초로서 중요한 역할을 한다는 점에 주목했습니다. 천일염을 광물에서 식품으로 재정의하는 것은 단순한 행정적 변화가 아니라, 한국 농업과 식품 산업의 경쟁력을 강화하는 전략적 결정이었습니다.

　이 과정에서 천일염의 품질과 가치를 세계에 알리는 데 집중했습니다. 프랑스 게랑드 소금이 글로벌 시장에서 고급 브랜드로 자리 잡은 것처럼, 한국 천일염도 세계 시장에서 인정받을 가능성을 가지고 있었습니다. 특히, 천일염이 건강에 유익한 미네랄을 함유하고 있다는 과학적 근거를 바탕으로, 천일염을 고부가가치 상품으로 발전시키고자 했습니다.

　천일염을 기반으로 한 발효식품은 글로벌 시장에서 큰 주목을 받았습니다. 김치, 된장, 고추장 같은 한국의 전통 발효식품은 천일염 없이는 만들어질 수 없습니다. 천일염이 단순히 소금 이상의 가치를 지니며, 한국 음식 문화와 연결된 독특한 자산이라는 점을 강조했습니다. 이를 통해 한국 천일염은 단순히 국내 소비를 넘어, 글로벌 식품 시장에서 새로운 가능성을 열어갔습니다.

국내 소금 산업의 부활은 단순히 경제적 이익에 그치지 않았습니다. 천일염은 지역 경제를 활성화하고, 한국의 음식 문화와 전통을 세계에 알리는 매개체로서 작용했습니다. 두바이의 고급 호텔에서 프랑스 게랑드 소금을 대체해 한국 천일염을 사용한 사례는 천일염의 글로벌 가능성을 보여줍니다. 이러한 사례들은 천일염이 단순한 재료가 아닌, 글로벌 가치 사슬의 중요한 축으로 자리 잡았음을 의미합니다.

미래의 식품 시장에서 소금은 단순히 조미료가 아닌, 건강과 환경, 지속 가능성을 포함한 가치를 담은 상품으로 평가받을 것입니다. 한국 천일염은 이 모든 요소를 충족할 수 있는 잠재력을 가지고 있습니다. 자연 그대로의 생산 방식, 건강에 유익한 미네랄 함량, 그리고 한국 전통 발효식품과의 연계성은 한국 천일염을 세계에서 독보적인 위치에 올려놓을 수 있는 강점입니다.

필자는 천일염이 가진 잠재력을 믿습니다. 국내 소금 산업의 부활은 단순히 한 지역의 경제를 살리는 것이 아니라, 한국의 전통과 미래 식품 시장의 가치를 연결하는 중요한 다리입니다. 천일염은 이제 국내를 넘어 세계로 뻗어나가야 합니다. 이를 위해 품질 개선, 브랜드화, 글로벌 유통망 확충 등의 노력이 지속적으로 필요합니다.

천일염은 과거의 유산이자 미래의 자산입니다. 이를 통해 한국은 세계 식품 시장에서 독보적인 위치를 확보하며, 지속 가능한 발전과 글로벌 가치를 동시에 실현할 수 있을 것입니다.

4. 소금의 글로벌 활용과 생식 건강을 위한 선택

소금은 인류 역사에서 중요한 자리를 차지해온 천연 자원으로, 동서양을 막론하고 다양한 방식으로 사용되어 왔습니다. 서양에서는 소금이 단순히 음식의 풍미를 높이는 조미료로 사용된 것뿐 아니라, 저장 식품을 만드는 데 필수적인 재료로 활용되었습니다. 동양에서는 소금이 음식의 조화와 건강 유지의 필수 요소로 여겨졌으며, 특히 발효 식품의 핵심 재료로 자리 잡았습니다. 이러한 소금의 다양한 사용 사례는 현대 사회에서 소금 소비의 중요성과 그 영향력을 이해하는 데 중요한 단서를 제공합니다.

서양에서는 소금을 육류와 생선의 저장 과정에서 주로 사용해 왔습니다. 예를 들어, 프랑스의 고급 햄인 프로슈토와 같은 염장 식품은 소금의 방부 효과와 풍미 증진 효과를 활용한 대표적인 사례입니다. 또한, 유럽에서는 천연 소금의 미네랄 성분을 강조하며, 고급 요리에서 게랑드 소금이나 히말라야 핑크 소금을 사용하는 경향이 많습니다.

한국을 포함한 동양에서는 소금이 발효 음식을 만드는 데 필수적인 재료로 사용되었습니다. 된장, 간장, 김치와 같은 발효 음식은 소금이 없이는 만들어질 수 없습니다. 한국의 천일염은 건강한 미네랄 함량과 낮은 염도로 인해 발효 과정을 촉진하며, 결과적으로 장 건강과 면역력을 강화하는 음식을 만들어냅니다.

소금 소비와 생식 건강의 연관성은 최근 더욱 주목받고 있는 주제입니다. 임신을 준비하는 부부에게 소금은 단순한 조미료 이상의 의미를 지닙니다. 나트륨은 체내 전해질 균형을 유지하고, 신경과 근육 기능을 조절하며, 혈압을 안정시키는 역할을 합니다. 그러나 과도한 소금 섭취는 고혈압과 부종을 유발하며, 이는 생식 건강에 부정적인 영향을 미칠 수 있습니다.

임신을 준비하는 사람들에게는 건강한 소금 선택이 중요합니다. 일반적으로 정제염보다는 천일염과 같은 자연 소금이 권장됩니다. 천일염은 가공 과정에서 화학 첨가물이 들어가지 않아 신체에 더 안전하며, 천연 미네랄이 풍부합니다. 이러한 미네랄은 임신을 준비하는 여성의 면역력을 높이고, 남성의 정자 운동성을 개선하는 데 도움이 될 수 있습니다.

소금을 섭취할 때는 균형과 절제가 중요합니다. 임신을 준비하는 부부는 하루 나트륨 섭취량을 2,000mg 이하로 유지하는 것이 바람직하며, 이는 일반적으로 하루에 소금 5g 정도에 해당합니다. 한국의 전통 발효 음식을 중심으로 한 식단은 이러한 소금 섭취량을 유지하면서도 영양소를 균형 있게 제공하는 좋은 예입니다. 김치와 같은 발효 음식은 적정량의 소금을 포함하면서도 장 건강과 면역력을 증진하는 데 도움을 줍니다.

서양에서도 소금 소비에 대한 인식이 변화하고 있습니다. 고급 레스토랑에서는 소금의 종류와 출처에 따라 요리의 맛과 건강 효능을 차별화하고 있으며, 건강한 소금 선택을 강조하는 식단이 증가하고 있습니다. 이러한 추세는 한국의 천일염과 발효 음식을 세계 시장에 소개할 수 있는 기회를 제공합니다.

소금은 단순히 음식의 맛을 더하는 조미료가 아닙니다. 그것은 건강과 생명을 지키는 중요한 요소이며, 특히 임신을 준비하는 과정에서 신체와 생식 건강을 지원하는 데 중요한 역할을 합니다. 한국의 천일염과 발효 음식을 중심으로 한 건강한 소금 섭취는 임신 준비 과정에서 가장 자연스럽고 안전한 선택이 될 수 있습니다. 이를 통해 더 많은 부부가 건강한 생명을 맞이할 수 있기를 기대합니다.

맺는 글

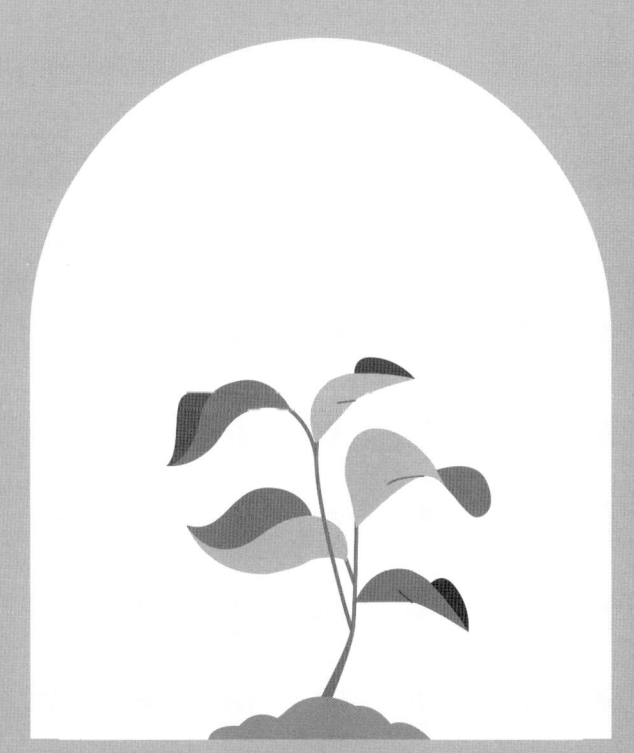

맺는 글

지속 가능한 대한민국과
다음 세대를 위한 작은 실천

　우리는 현재, 전세계 국가 중 가장 먼저 소멸할 민족으로 대한민국이 첫 번째 손가락에 꼽히는 기막힌 시대를 살고 있습니다. 청년들 20~30%가 임신을 할 수 없어 인공 수정을 할 수 밖에 없는 비극적인 상태에 내몰려있습니다.

　필자는 이같은 결과는 인간의 탐욕이 부른 피할 수 없는 재앙이지만 우리 조상들의 지혜로운 자식 농사법을 되살린다면 극복할 수 있는 방법 중의 하나임을 강조하고자 합니다.

　현대인의 먹거리가 가장 큰 문제입니다. 햄버거, 치킨, 냉기피 등 각종 인스턴트 식품 위주의 섭취로 젊은 여성들이 조기 폐경으로 인한 난임과 불임신세가 된다는 충격적인 사실에 주목할 필요가 있습니다. 우리 민족은 인체 내장구조가 서양인과 달라 섭취하는 음식의 내용과 조리법이 다를 수 밖에 없습니다. 하지만 현실은 참 안타깝습니다. 전통 식습관은 사라지고 대부분의 식생활을 완전히 서구식으로 바뀌었습니다. 그 결과가 난임과 불임의 지경을 만들었습니다.

더 늦기 전에 우리 모두는 자식농사 성패를 결정하는 여성의 몸이 자갈밭으로 전락한 원인을 찾는 등 식생활 개선에 총력을 기울여야 합니다. 인간의 탐욕이 만든 재앙에서 벗어나는 길은 우리 조상들이 슬기롭게 대대로 이어온 생명력이 왕성한 자식농사법을 되찾고 실행해나가야 할 때입니다.

새로운 생명을 잉태하기 위한 노력은 건강한 자궁을 만드는 것으로부터 시작해야 합니다. 박토를 옥토로 바꾸는 작업입니다. 4박5일의 일정으로 진행되는 난임캠프는 참가자들이 이 기간 동안 생활 습관과 식습관을 철저히 바꾸는 신이 주신 보물같은 선물이었습니다. 지난 36년간 운영된 이 캠프에서 참가 부부의 70%가 체험 후 2년 내에 임신에 성공한 결과는 난임 문제를 해결하는 데 있어 얼마나 구체적이고 실질적이며 효율적인 대안이 되었다는 것을 반증하는 것입니다.

아이를 키우는 것은 한 가정의 축복일 뿐만 아니라, 한 사회와 국가의 미래를 준비하는 일입니다. 그러나 현대 사회에서 난임과 불임은 점점 더 많은 가정이 직면하는 현실이 되었습니다. 이러한 문제는 단순히 개인의 고민에 그치지 않고, 우리 사회 전체가 함께 해결해야 할 과제가 되고 있습니다. 필자는 장관으로 재임하며, 식생활의 급격한 변화가 가져 올 난임과 불임 문제를 어떻게 극복하고 새로운 생명을 맞이할 환경을 만들 것인지에 대해 고민해왔습니다. 그것은 곧 '아이 기르기' 즉 생명을 키우는 데 필요한 밭을 준비하는 과정과 다름없습니다.

아이를 키우기 위해서는 우선 아이를 맞이할 환경이 준비되어야 합니다. 이 환경은 단지 경제적 안정성이나 물리적 조건에 그치지 않습니다. 아이를 위한 건강한 몸과 마음, 그리고 공동체의 지원이 필요합니다. 현대 사회에서 난임과 불임이 증가하는 이유는 단순히 생물학적인 문제만이 아닙니다. 잘못된 식습관, 과도한 스트레스, 환경 독소, 그리고 점점 더 늦어지는 결혼과 출산 연령은 이 문제를 복합적으로 악화시키고 있습니다. 이러한 문제를 해결하기 위해 식습관 개선과 전통 음식의 가치를 강조해왔습니다.

특히, 전통 발효식품과 천일염을 중심으로 한 건강한 식단은 몸의 균형을 회복하고, 생식 건강을 개선하는 데 중요한 역할을 합니다. 우리의 조상들은 아이를 잉태하기 위해 몸과 마음을 준비하며, 자연과 조화를 이루는 삶을 살아왔습니다. 발효식품의 유산균과 천연 미네랄은 장 건강을 개선하고, 몸속 독소를 배출하며, 생식 기관의 기능을 향상시키는 데 기여합니다. 이는 단순히 건강한 임신을 위한 준비일 뿐 아니라, 태어날 아이의 건강에도 직접적인 영향을 미칩니다.

난임과 불임 문제는 생식 건강뿐만 아니라 정서적 건강에도 큰 영향을 미칩니다. 아이를 기다리는 부부가 겪는 좌절감과 스트레스는 생식 능력을 더욱 저하시킬 수 있습니다. 부부가 함께 스트레스를 관리하고, 서로를 격려하며, 건강한 생활 방식을 공유하는 것이 얼마나 중요한지 끊임없이 강조해왔습니다. 이를 위해서는 단순한 치료나 약물에 의존하기보다는, 몸과 마음을 통합적으로 준비하는 과정이 필요합니다.

아이를 낳고 키운다는 것은 단순히 부모의 기쁨을 위한 일이 아닙니다. 그것은 우리 사회와 미래 세대를 위한 중요한 역할입니다. 우리 조상들은 아이를 키우는 일을 '농사'에 비유하며, 생명을 잉태하고 키우는 것을 신성한 임무로 여겼습니다. 이러한 전통적인 지혜가 오늘날에도 여전히 유효하다고 믿습니다. 난임 문제는 단순히 현대 의학으로만 해결될 수 없는 복잡한 문제입니다. 전통적인 지혜와 현대 과학의 조화를 통해, 우리는 더 나은 길을 찾아야 합니다.

난임과 불임 문제를 극복하기 위해 제가 강조하는 방향은 단순히 한 가지 접근법에 의존하지 않습니다. 식습관 개선, 스트레스 관리, 그리고 전통적인 자연 치유법이 결합된 통합적 접근이 필요합니다. 또한, 정부와 사회는 난임 부부들이 더 많은 지원을 받을 수 있도록 정책적 노력을 강화해야 합니다. 난임 치료비 지원, 건강한 식습관 교육, 스트레스 관리 프로그램 등이 이러한 노력을 포함할 수 있습니다.

우리가 아이를 맞이할 준비를 하며, 한 사회가 생명을 환영하는 문화를 만들어가야 한다고 믿습니다. 그것은 단지 부모가 할 수 있는 일이 아니라, 공동체와 국가가 함께해야 할 일입니다. 우리는 건강한 아이를 키우는 것을 단지 한 가정의 일로 한정하지 말고, 우리 사회 전체의 지속 가능한 미래를 위한 투자로 인식해야 합니다.

국민 여러분에게 제안하고 싶습니다. 자신의 몸과 마음을 돌보며, 건강한 식단과 생활 방식을 실천해보시기 바랍니다. 전통 발효식품을 식단에 포함하고, 자연과 조화를 이루는 삶을 살아가야 합니다. 그리고, 우리 주변의 난임 부부들을 격려하고 지원하며, 함께 건강한 생명을 맞이하는 길을 만들어갑시다.

난임과 불임 문제를 극복하는 여정은 쉽지 않습니다. 그러나 함께 노력하고, 몸과 마음을 준비하며, 생명을 키우는 밭을 가꿀 때, 우리는 새로운 생명과 함께 더 나은 미래를 맞이할 수 있을 것입니다. 2025년을 시작으로 저는 여러분과 함께 이 길을 걸어가기를 희망합니다.

가족은 한 사회의 가장 기본적인 단위이자, 국가의 미래를 결정짓는 중요한 기반입니다. 건강한 가족이야말로 지속 가능한 사회를 만드는 근본적인 출발점입니다. 장관으로 재임하던 시기부터 지금까지, 건강한 가족이 어떻게 국가를 변화시키고, 더 나아가 미래 세대를 위한 지속 가능한 대한민국을 만들어갈 수 있을지에 대해 고민해왔습니다.

오늘날 대한민국은 저출산, 고령화, 그리고 난임과 불임 문제로 인해 가족의 중요성이 새롭게 주목받고 있습니다. 하지만 가족을 건강하게 유지하는 것은 단순히 숫자적인 출산율을 높이는 데 그치지 않습니다. 그것은 한 개인의 신체적, 정신적 건강, 그리고 가족 구성원 간의 상호 지원과 사랑을 포함하는 복합적인 문제입니다. 건강한 가족은 부모와 자녀가 서로를 이해하고 지지하며, 함께 성장하는 공간입니다.

건강한 가족을 만들기 위해 가장 기본적이고도 중요한 요소로 '건강한 식생활'을 강조합니다. 우리의 조상들은 자연과 조화를 이루며, 전통 발효식품을 중심으로 한 건강한 식단을 통해 몸과 마음을 돌보았습니다. 된장, 간장, 김치 같은 발효식품은 단순히 음식을 넘어서, 장 건강을 개선하고 면역력을 강화하며, 정신적 안정감까지 제공하는 중요한 역할을 해왔습니다. 이러한 전통적인 식습관은 현대 가족의 건강을 지키는 데 여전히 유효하며, 다음 세대를 위한 밑거름이 될 수 있습니다.

또한, 건강한 가족은 단순히 신체 건강에 그치지 않고, 정서적 유대와 지지를 기반으로 합니다. 아이들이 사랑받는 환경에서 자라날 때, 그들은 자신감을 가지고 사회에 나아갈 수 있습니다. 부모는 단순히 생계를 책임지는 존재가 아니라, 자녀에게 신뢰와 사랑을 주는 존재여야 합니다. 이를 위해서는 부모 스스로가 건강한 삶을 실천하고, 스트레스를 효과적으로 관리하며, 자녀와의 시간을 소중히 여기는 노력이 필요합니다.

건강한 가족을 만들기 위해 국가와 사회가 해야 할 역할 또한 매우 중요하다고 생각합니다. 가족이 안정적으로 생활할 수 있는 환경을 조성하기 위해 난임 부부에 대한 지원 확대, 건강한 식생활을 위한 교육 프로그램, 그리고 일과 가정의 균형을 맞출 수 있는 정책적 노력이 필요합니다. 특히, 난임 문제를 해결하기 위해서는 개인적인 노력을 넘어선 공동체의 지원이 중요합니다. 난임 부부들에게는 신체적, 정서적 부담을 줄일 수 있는 정책적 지원과 사회적 이해가 필요합니다.

건강한 가족을 만들기 위해 우리가 함께 해야 할 일은 명확합니다. 첫째, 건강한 식습관과 생활 방식을 유지하며, 몸과 마음을 돌보는 일입니다. 둘째, 가족 구성원 간의 소통과 지지를 강화하며, 서로를 이해하고 사랑하는 관계를 구축하는 것입니다. 셋째, 국가와 사회는 가족들이 안정적으로 생활할 수 있는 환경을 조성하고, 건강한 가족을 위한 다양한 지원책을 마련해야 합니다.

지속 가능한 대한민국은 건강한 가족에서 시작됩니다. 가족이 서로를 지지하며, 건강하고 안정적인 환경에서 자라날 때, 그들이 만들어가는 사회는 더욱 밝고 희망차게 빛날 것입니다. 우리가 함께 이러한 비전을 이루기 위해 노력하기를 희망합니다. 건강한 가족은 단순히 개인의 행복을 넘어, 대한민국의 지속 가능한 미래를 만드는 열쇠가 될 것입니다.

난임과 불임은 현대 사회에서 점점 더 많은 사람들이 직면하는 어려운 문제입니다. 이 문제는 단순히 생물학적 요인뿐만 아니라, 우리가 매일 접하는 식탁과 음식 문화에서도 그 원인을 찾을 수 있습니다. 빠르게 변화하는 현대의 식문화는 패스트푸드와 가공식품의 확산, 그리고 스트레스가 결합되면서 우리의 생식 건강에 심각한 영향을 미치고 있습니다. 그러나 식탁 위의 작은 변화가 건강과 생명의 큰 전환점을 만들어낼 수 있습니다. 이 믿음을 바탕으로 난임과 불임 문제를 극복하기 위해 음식과 식탁 문화를 새롭게 조명하고자 합니다.

현대의 식문화는 지나치게 빠르고, 간편하며, 때로는 지나치게 가공된 음식으로 채워져 있습니다. 패스트푸드는 즉각적인 에너지를 제공할 수는 있지만, 생식 건강에 필요한 영양소를 충분히 공급하지 못합니다. 더구나 이러한 음식들은 종종 과도한 나트륨, 인공 첨가물, 그리고 신체에 해로운 지방산을 포함하고 있어 생식 기관의 기능을 약화시키고, 정자와 난자의 질을 저하시킬 수 있습니다. 이와 함께 스트레스는 호르몬 균형을 방해하며, 생식 건강에 부정적인 영향을 미치는 주요 요인으로 작용합니다.

이 문제를 해결하기 위한 첫걸음은 바로 우리의 식탁을 바꾸는 것입니다. 건강한 음식은 몸과 마음을 치유하며, 생식 건강을 회복시키는 데 핵심적인 역할을 합니다. 전통 한식이 이 과정에서 가장 적합한 대안이 될 수 있다고 믿습니다.

한식은 오랜 시간 동안 자연과 조화를 이루며 발달해온 음식 문화로, 발효 식품과 천연 재료를 중심으로 구성되어 있습니다. 된장, 고추장, 간장과 같은 전통 장류는 건강한 미생물을 공급하여 장 건강을 개선하고, 면역력을 높이는 데 기여합니다. 김치와 젓갈 같은 발효 음식은 장내 환경을 정화하며, 신체의 균형을 회복시키는 데 도움을 줍니다. 이러한 음식들은 단순히 맛을 위한 조미료가 아니라, 생명력을 회복시키는 강력한 자원이 됩니다.

특히, 천일염과 같은 자연 소금은 가공된 정제염과 비교해 건강에 유익한 미네랄을 풍부하게 포함하고 있어 생식 건강에 긍정적인 영향을 미칩니다. 천일염을 활용한 발효 식품은 스트레스로 인해 약화된 신체를 치유하며, 생식 호르몬의 균형을 회복하는 데 도움을 줄 수 있습니다.

음식뿐만 아니라, 식탁 문화 자체를 변화시키는 것도 중요합니다.

가족이 함께 식탁에 둘러앉아 식사를 나누는 시간은 스트레스를 해소하고, 정서적 안정감을 제공합니다. 식탁은 단순히 음식을 섭취하는 공간이 아니라, 사랑과 지지가 오가는 장소가 되어야 합니다. 이러한 환경은 난임과 불임을 극복하기 위한 신체적, 정신적 기반을 만들어줍니다.

결국, 난임과 불임 문제는 단순히 치료와 약물에만 의존해서는 해결될 수 없습니다. 건강한 식단과 식탁 문화를 통해 우리는 몸과 마음을 준비하고, 생식 건강을 회복하며, 새로운 생명을 맞이할 준비를 할 수 있습니다. 전통 한식은 그 과정에서 우리의 몸과 마음을 치유하는 강력한 도구가 될 것입니다.

여러분이 자신의 식탁을 새로운 시각으로 바라보기를 바랍니다. 우리의 선택은 작은 것처럼 보이지만, 그것이 쌓이고 변화를 만들어낼 때, 우리는 난임과 불임이라는 어려움을 극복할 수 있는 큰 힘을 가지게 될 것입니다. 우리의 식탁이 변화할 때, 새로운 생명이 싹트는 밭이 될 것입니다.

식탁은 단순히 한 끼의 식사를 위한 공간이 아닙니다. 그것은 세대를 이어주는 연결고리이며, 우리의 전통과 가치, 그리고 미래를 담아내는 상징적인 장소입니다. 늘 식탁이 변화의 시작점이 될 수 있다고 믿어왔습니다. 우리의 식탁이 건강한 재료와 음식을 담고, 가족과 공동체의 사랑과 소통을 키우는 공간으로 기능할 때, 그것은 개인과 가정을 넘어 세상을 변화시키는 힘을 가질 수 있습니다.

한국의 식탁은 고유한 전통과 가치를 담아내는 동시에, 전 세계로 확장할 가능성을 가진 특별한 문화적 자산입니다. 된장, 고추장, 간장 같은 전통 장류와 김치, 젓갈과 같은 발효식품은 단순히 맛을 위한 음식이 아니라, 건강과 생명의 원천으로 자리 잡고 있습니다. 이러한 음식들은 자연과 조화를 이루는 방식으로 만들어지며, 몸과 마음의 균형을 회복시키는 힘을 가지고 있습니다. 한국의 천일염처럼 자연이 빚어낸 순수한 재료는 한국 음식의 풍미와 건강을 책임지며, 다음 세대에게도 그 가치를 전달할 수 있는 중요한 기반이 됩니다.

한국의 식탁은 이제 한 국가의 경계를 넘어 세계로 확장되고 있습니다. 한식은 단순히 지역적 음식을 넘어 글로벌 건강식으로 자리 잡고 있으며, 한국의 전통 발효식품은 면역력 증진과 장 건강 개선 등 과학적으로 입증된 효능을 통해 세계인의 관심을 받고 있습니다. 김치가 세계보건기구(WHO)에서 추천하는 건강식으로 인정받은 사례는 한국의 식탁이 얼마나 세계적인 가능성을 가지고 있는지를 보여줍니다.

우리의 식탁이 전 세계로 전파될 수 있는 이유는 단지 음식의 맛 때문만이 아닙니다. 그것은 우리의 철학과 자연과의 조화, 그리고 지속 가능성에 대한 가치를 담고 있기 때문입니다. 인도의 커리가 전 세계인의 음식이 되었듯이, 한국의 식탁 또한 세계인의 삶에 스며들 수 있습니다. 특히, 발효 음식과 같은 건강 중심의 음식은 환경과 건강을 동시에 고려하는 현대인의 요구를 충족시키며, 세대를 넘어 사랑받는 음식이 될 가능성이 큽니다.

우리 식탁의 변화는 작은 행동에서 시작됩니다. 건강한 재료를 선택하고, 전통을 존중하며, 자연과 조화를 이루는 음식을 준비하는 것입니다. 이러한 작은 변화는 가족의 건강을 지키는 데 그치지 않고, 다음 세대에게 더 나은 세상을 물려주는 기초가 됩니다. 건강한 식탁을 통해 우리의 아이들은 더 나은 환경과 건강한 삶의 방식을 배울 수 있으며, 그들이 만들어가는 미래는 우리가 상상하는 것 이상으로 밝고 희망찰 것입니다.

한국의 식탁은 지금 세대에서 다음 세대로, 그리고 국경을 넘어 세계로 확장될 수 있는 잠재력을 가지고 있습니다. 우리의 천일염, 전통 장류, 발효음식은 단순히 음식이 아니라, 건강과 지속 가능성, 그리고 문화적 정체성을 전하는 도구입니다. 우리가 이러한 가치를 더 많은 사람들에게 공유하며, 우리의 작은 행동이 더 큰 변화를 만들어낼 수 있음을 믿습니다.

미래를 바꾸는 힘은 멀리 있는 것이 아닙니다. 그것은 바로 우리의 식탁 위에 있습니다. 우리가 지금 건강한 선택을 하고, 이를 다음 세대와 세계로 이어갈 때, 우리의 식탁은 개인과 가정을 넘어, 전 세계의 미래를 바꾸는 중요한 출발점이 될 것입니다.

끝으로 저는 난임과 불임 문제를 포함한 국가적 난제인 고질적인 저출생 문제를 극복하기 위한 구체적이고 실현 가능한 방안들을 제시하겠습니다. 이를 해결하기 위해서는 난임과 불임 문제에 대한 정책적인 접근이 필요합니다.

정부정책이 임신 이후 출산에 집중되고 있습니다. 좋은 열매를 맺기 위해 자갈밭을 옥토로 만들듯이 가임여성의 경우 임신 전 6개월 정도 휴가를 주어서 생명을 품을 수 있는 몸을 만들어야 유산 없이 건강한 자연임신을 통한 건강한 아기를 탄생시킬 수 있습니다.

또한 불임 치료에 대한 지원도 절실합니다. 현재는 치료 비용이 상당히 부담스럽기 때문에, 건강보험 적용 범위를 넓히고 치료 비용의 일부를 정부가 지원하면 더 많은 사람들이 편안하게 치료받을 수 있을 것입니다. 또한, 불임에 대한 정보 제공과 함께 상담 서비스도 강화해야 합니다.

가족 친화적인 근무 환경을 조성하는 것이 중요합니다. 기업들이 유연 근무제나 재택 근무를 도입하여 직장과 가정의 균형을 이루도록 유도해야 합니다. 이를 위해 정부는 인센티브를 제공하여 가족 친화적인 정책을 운영하는 기업이나 기관에 지원금을 지급할 수 있습니다.

지역 사회와 협력하여 난임 캠프를 진행하고, 경제적 부담을 덜어주기 위한 다양한 지원 프로그램을 마련하는 것이 필요합니다. 이와 같은 정책들은 단순히 출산율을 높이는 데 그치지 않고, 가족의 삶의 질을 향상시키는 데도 큰 영향을 미칠 것입니다. 자식 농사짓는 법은 저출산 문제를 해결하기 위한 중요한 첫걸음이 될 것이며, 미래 세대가 건강하고 행복한 가정을 이루는 데 기여할 것입니다.

1971년 전 한 해 100만 명이 태어났지만 지금은 고작 23만 명이 태어나는 위기의 대한민국이 됐습니다. 이대로 가면 그야말로 지구상에서 가장 먼저 사라질 민족임이 틀림없을 것 같습니다. 더글러스 맥아더는 70세에 기상천외한 인천상륙 작전을 펼쳐 오늘의 위대한 미합중국으로 성장하게 한 역사적인 인물입니다. 필자는 '흙이 생명이다'는 슬로건으로 평생 동안 일궈온 자식농사 짓는법을 통해 인구소멸이라는 절체절명의 위기 속으로 빠져들고 있는 이 민족의 땅과 몸을 되살리는 일에 혼신의 힘을 다 쏟아 붓고 싶습니다.

우리 조상들은 아이를 낳는 것을 '사람농사'라고 불렀습니다. 사람도 농사를 짓듯 씨를 고르고, 때맞추어 파종하고, 정성을 다해 키워야 탐스러운 열매를 거둘수 있다는 것이지요. 바로 삼금이행법(三禁二行法) 말입니다. 자식을 낳을 때 '태기'부터 온갖 심혈을 기울였던 조상들의 노력이 오늘날 세계에서 가장 우수한 민족을 만들었다는 것은 의심할 여지가 없습니다. 유태인도 마찬가지입니다. 우리 민족처럼 자식농사를 잘 지어 2천년 만에 잃었던 나라를 되찾고 세계를 움직이는 민족이 됐습니다.

지금 우리의 현주소는 참 암울합니다. 과다한 인스턴트식품 섭취 등으로 인한 높은 불임률, 1년에 8만명 정도의 소중한 생명이 유산과 사산으로 태어나지도 못하는 참으로 개탄스러운 현실이 이어지고 있습니다. 사람농사가 벼농사만 못하다는 탄식의 목소리도 높아만 갑니다. 앞으로 50년, 100년 후 이 나라가 어떻게 될지 장담할 수 없는 상황입니다.

하지만 아직은 절망할 때가 아닙니다. 사람농사가 벼농사만 못해서야 되겠습니까. 전통식품의 재발견과 조상들의 지혜가 깃든 사람농사의 재인식이야말로 우리가 아름답고 건강한 생명의 전통을 계승하고 행동으로 옮기는 출발점이 되어야 할 것입니다.

제 삶의 70여 년을 뒤돌아보면 '우리에게 언제 어렵지 않은 때가 있었는가'라는 질문 앞에 서게 됩니다. 일제 강점기의 암울함을 거쳐 6.25 한국전쟁을 겪는 아픔 속에서도 끝끝내 용기와 희망을 잃지 않고 분투 노력하여 선진국으로 올라선 것처럼, 하늘은 노력하는 사람의 땀방울을 절대로 헛되게 하지 않습니다.

만물이 소생하는 봄입니다. 농촌은 바야흐로 농사 준비로 분주합니다. 예로부터 '못자리 농사가 반농사'라고 했습니다. 좋은 볍씨를 고르고 못자리를 잘 만들어 파종해야 한다는 의미입니다.

벼랑 끝에 서 보지 않은 사람은 없습니다. 선택은 자유입니다. 분노와 좌절로 끝내버리는 사람이 있는 반면, 벼랑 끝에서 딛고 일어서 다시 태어나는 사람도 있습니다.

인생길에서 뼈를 깎는 아픔(寒徹骨)을 경험해보지 않은 사람은 거의 없을 것입니다. 나라와 민족도 마찬가지입니다. 다시 태어나는 사람은 그 자체로 다른 사람들에게 희망의 향기가 됩니다. 뼈를 깎는 추위를 견디고 나서야 코를 찌르는 향기를 얻을 수 있다는 한철골(寒徹骨) 박비향(撲鼻香)처럼 말입니다.

저 경산(耕山) 정운천이 사라진 잉태문화를 되살리고 자식농사법도 되찾는 대장정에 앞장서겠습니다. 대한민국의 미래를 위한 난임 극복을 위한 식생활 혁명에 국민 여러분의 동참을 고대하면서 다시 한번 '흙이 생명'이라는 메시지를 전하고자 합니다.

아호 경산(耕山)과 호송시(號頌詩)

2008년 가을, 광우병 파동의 모든 책임을 혼자 짊어지고 장관의 자리에서 물러난 나는 100일간 우리의 맛과 얼을 찾아 전국을 순례했습니다. 목포에서 열린 떨어진 섬 신의도에서 천일염의 새로운 도약을 지켜보고, 안동에서는 퇴계 이황 선생 등의 종택을 돌아보며 조선시대 선비정신을 기렸습니다.

대전에서는 존경하는 대산 김석진 선생을 찾아뵈었습니다. 우리 문화와 역사에 조예가 깊은 선생은 주역의 최고 대가로 우리 민족의 우수성과 국가의 장래에 대해 귀한 말씀을 들려주셨습니다. '경산(耕山)'이라는 아호(雅號)를 지어 주시고 칠언절구의 호송시(號頌詩)까지 써주셨습니다.

자작경산산작춘(自作耕山山作春)이요
운천강우물생신(雲天降雨勿生新)이라.
수지차리공성대(誰知此裡功成大)요
대득방명우득진(大得芳名又得眞)이라.

스스로 산을 일구어 봄을 만들고
구름낀 하늘에 비 내리니 만물이 소생하는구나.
그 누가 알리오, 이 큰 공이 이루어지는 것을
꽃다운 이름 크게 얻고, 참 또한 얻으리라.

생각지도 못한 아호를 선물 받고 나는 잠시 그뜻을 헤아렸습니다. 밭갈 경(耕)에 뫼 산(山). 말 그대로 산을 일군다는 뜻이었습니다. 생각해 보니 내게 잘 어울리는 호 같았습니다. 반백을 훌쩍 넘긴 인생이건만 돌아보니 파란만장한 삶이었습니다. 시련도 많고 곡절도 많았습니다. 어찌 보면 삶 자체가 경산이었습니다. 그런데 경산이라는 호까지 얻고 보니 감회가 더욱 새로웠습니다.

"저는 지금까지 짧지 않은 인생을 치열하게 살았습니다. 최근에는 온 나라를 뒤흔든 광우병 파동을 겪고 장관의 자리에서 물러났습니다. 이제는 모든 걸 내려놓고 좀 편히 살까 하는데, 또다시 산을 일구라고 경산이라는 호를 주십니까?"

내 말이 끝나기도 전에 선생님은 너털웃음을 지으며 말씀하셨습니다. "팔자인 것을요. 장관님 사주팔자가 그렇게 되어 있습니다."

그 후 호송시에서 나온 구절을 음미하면서 인생을 살아왔습니다. 제 3막 인생도 그 연장선상에서 내 할 일을 해나가고자 합니다. 감사합니다.

부록

연구보고서 요약

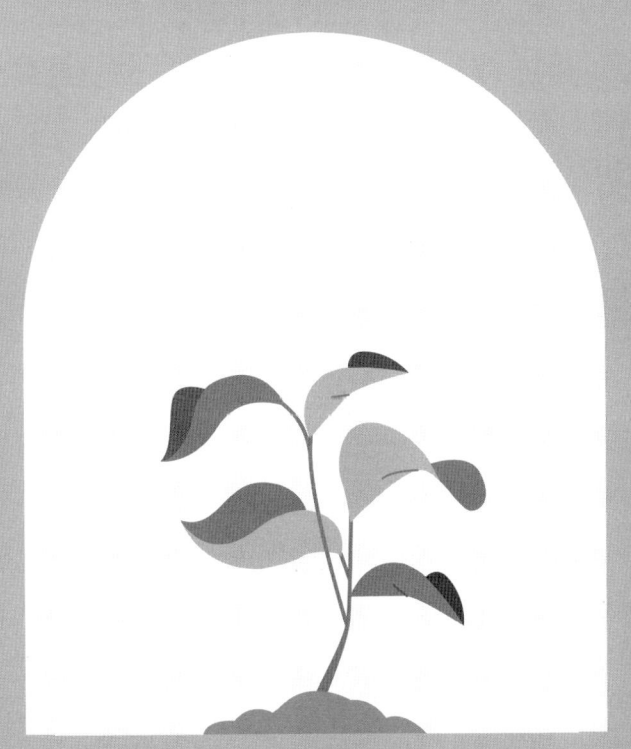

한식의 과학적 우수성:
연구 과제 보고서 요약

- 전북대학교병원 채수완 박사 농림부 연구과제 보고서 -

한국 전통식품과 한식의 우수성은 건강 증진과 질병 예방에 중요한 역할을 한다는 점에서 주목받고 있습니다. 농림식품부가 지원한 이번 연구는 한식이 생식기능, 성인병 예방, 대사 건강 등에 미치는 영향을 과학적으로 검증하기 위해 다각적인 임상시험을 실시했습니다. 연구는 2008년에 진행되었으며, 전북대학교병원 기능성식품 임상 시험지원센터가 주관했습니다.

연구 배경과 목적

1990년대 이후 한국의 출생률은 급격히 하락하고, 당뇨병 및 심장병 같은 성인병의 발생률이 증가하고 있습니다. 이는 식생활의 서구화와 밀접한 관련이 있습니다. 한식은 낮은 지질 함량과 높은 탄수화물 및 섬유질 함유로 성인병 예방에 기여할 가능성이 큽니다. 이에 따라 이번 연구는 한식의 과학적 우수성을 입증하고 이를 세계화하기 위한 과학적 근거를 제공하고자 했습니다.

주요 연구 내용과 결과

(1) 20대 남성 대상 연구

한식을 섭취한 그룹은 정자 운동성과 남성 호르몬 수치가 증가했습니다. 이는 한식이 생식기능 개선에 긍정적인 영향을 미칠 수 있음을 시사합니다.

(2) 40-50대 도시와 농촌 남성 비교

- 농촌 남성이 도시 남성보다 한식 위주의 식단을 유지하여 정자 운동성과 영양상태가 더 우수했습니다.
- 한식(비빔밥, 김밥)은 서양식(돈까스, 햄버거)과 비교해 낮은 혈당지수와 안정적인 혈당 변화를 보였습니다. 이는 성인병 예방과 대사 안정성에서 한식의 유리함을 나타냅니다.
- 고추장과 된장은 체지방 감소와 혈당 조절에 긍정적인 영향을 미쳤습니다. 특히, 된장은 LDL 콜레스테롤 감소와 항당뇨 효과를 보여줬습니다.

결론과 제언

이번 연구는 한식이 생식기능과 대사 건강에 긍정적인 영향을 미치며, 성인병 예방에 기여할 수 있는 잠재력을 입증했습니다. 이를 바탕으로 다음과 같은 제언이 가능합니다:

한식은 단순한 음식 문화를 넘어 건강한 삶을 위한 과학적 근거를 제공하며, 현대인의 건강을 지키는 핵심 자산으로 자리 잡을 가능성이 높습니다. 이번 연구 결과는 한식의 가치를 전 세계에 알릴 중요한 기반이 될 것입니다.

전통음식과
한식의 우수성

- 전북대학교병원 채수완 박사 연구 보고서 총괄 요약 -

연구 배경과 필요성

현대 사회의 식습관은 서구화됨에 따라 비만, 대사증후군, 심혈관계 질환 등의 만성질환 발병률이 증가하고 있다. 한국의 전통음식, 특히 한식은 건강 증진에 유의미한 영향을 미칠 수 있는 발효식품, 복합 탄수화물, 식이섬유를 기반으로 하고 있다. 이러한 전통음식의 우수성을 과학적으로 검증하기 위해 이번 연구는 한식과 서양식의 생리적 효과를 비교하며, 이를 통해 한식의 기능성을 객관적으로 평가하고자 하였다.

연구 목적 및 방법

이번 연구는 한식이 대사 건강, 생식 기능, 체지방 감소에 미치는 영향을 분석하고, 서구화된 식습관의 부정적 영향을 비교하기 위해 다음과 같은 세부 과제를 중심으로 수행되었다.

가) 연구 설계

- 무작위배정, 이중눈가림, 교차설계 방식으로 신뢰성을 확보.
- 피험자는 연령대(20대와 40~50대)와 지역(농촌 및 도시)으로 구분.
- 생리적 효과: 정자 운동성, 혈당 조절, 인슐린 분비, 체지방량, 복부지방 면적 등.
- 대사 지표: 혈압, 심박출량, 항산화 능력, 염증 지표.
- 식사 반응: 혈당 및 인슐린 곡선 변화.

나) 연구 결과

(1) **한식과 서양식이 생식 건강에 미치는 효과**
- **피험자 구성**: 20대 남성(총 80명).
- **결과**:
  ① 한식을 섭취한 군에서 정자 운동성이 플라세보 및 서양식 섭취군보다 유의미하게 증가.
  ② 테스토스테론, LH 등의 호르몬 수치도 한식 섭취군에서 개선 경향을 보임.
  ③ 서양식 섭취군은 정자 운동성과 호르몬 변화에 미치는 영향이 미미하거나 부정적 결과를 나타냄.

(2) **연령대별 및 지역별 차이**
- **농촌 거주 40~50대 남성**: 한식 섭취를 기반으로 한 생활습관을 유지하며, 도시 남성보다 대사 건강과 생식 건강에서 더 나은 결과를 보임.

- 체지방량 감소: 농촌 남성은 도시 남성보다 평균 1.5kg의 체지방 감소를 보였다.
- 혈당 변동성: 농촌 남성의 공복혈당이 도시 남성 대비 평균 8% 낮음.
- **20대 남성**: 서구화된 식습관이 일반화되며 대사 건강에서 농촌 남성 대비 부정적 지표를 나타냄.

(3) 한식과 서양식의 대사 건강 비교
- 연구 설계:
  - 비빔밥, 김밥(한식)과 돈까스, 햄버거(서양식)를 비교.
  - 섭취 후 혈당 및 인슐린 변화 평가.
- 결과:
  - 비빔밥 섭취군은 식후 혈당 상승이 완만하며, 서양식 섭취군 대비 혈당 곡선 면적(AUC)이 20% 낮음.
  - 인슐린 분비량은 서양식 섭취군에서 초기 급격히 증가했으나, 한식 섭취군에서는 일정하게 유지.
  - 서양식 섭취군의 경우 심박출량과 혈관 저항 증가로 인해 혈압 변동성이 커짐.

(4) 전통 발효식품(고추장, 된장)의 체지방 및 복부지방 감소 효과
- 피험자 구성: 과체중 성인 남녀(120명).
- 결과:
  - 고추장 섭취군은 복부지방면적에서 평균 $3.2cm^2$ 감소.

- 된장은 체중 및 체지방량 감소에 유의미한 효과를 보이며, 대사 지표(HbA1c, LDL-C) 개선도 확인됨.
- 플라세보군과 비교해 발효 성분의 대사 촉진 효과가 뚜렷하게 나타남.

연구 결과의 의미 및 해석

- 한식은 서양식 대비 혈당 조절과 대사 안정성에서 우위를 보임.
- 복합 탄수화물 및 발효 성분이 포함된 한식은 혈당 변동성을 완화하고, 인슐린 분비 효율성을 높임.
- 된장과 고추장은 체중 및 복부 지방 감소, 항산화 효과, 염증 억제 등 다각적 효과를 통해 비만 및 대사증후군 예방 가능성을 제시.
- 서양식은 단순 탄수화물과 고지방 중심으로 구성되어 대사 건강과 심혈관 안정성을 저해.
- 지속적 섭취 시 대사질환 발병 위험이 증가할 가능성을 시사.
- 전통적 한식 기반의 농촌 거주자들이 도시 거주자들보다 대사 건강에서 더 나은 결과를 보였음.
- 이는 한식 섭취 빈도와 식습관 규칙성에서 비롯된 차이로 해석 가능.

결론 및 제언

이번 연구는 한식이 대사 건강, 생식 기능, 체지방 감소 등 여러 측면에서 긍정적인 영향을 미친다는 것을 과학적으로 입증하였다. 특히 전통 발효식품의 기능성은 대사질환 예방 및 관리에 중요한 역할을 할 수 있음을 보여준다. 연구 결과는 다음과 같은 시사점을 제공한다:

- 전통 한식을 기반으로 한 건강 식단 개발이 필요하며, 이를 통해 글로벌 식품 시장에서 한식의 입지를 강화할 수 있음.
- 대사질환 예방을 위한 공공보건 차원의 정책 마련이 필요하며, 전통 음식의 장점을 활용한 대국민 홍보가 중요함.
- 다양한 연령층 및 질병 상태를 포함한 대규모 임상시험을 통해 한식의 효과를 더욱 심화 연구해야 함.

결론적으로, 한식은 단순히 문화적 자산을 넘어 현대인의 건강을 위한 과학적 도구로서 가치가 높다. 이를 기반으로 지속 가능한 건강 식습관을 제시할 수 있을 것이다.

한식과 서양식이 남성의 생식기능과 성기능에 미치는 영향

- 임상시험의 관점에서 -

 식이 패턴과 남성의 생식 및 성 건강 사이의 관계는 최근 몇 년간 점점 더 주목을 받고 있습니다. '한국식과 서양식 식단이 남성의 생식 및 성기능에 미치는 영향'이라는 제목의 임상시험은 이러한 연관성을 분석하고 식생활이 정자의 질, 호르몬 균형 및 전반적인 성 건강에 미치는 영향에 대한 실증적 증거를 제공하는 것을 목표로 했습니다. 한국 전통음식의 우수성을 입증하기 위한 대규모 프로젝트의 일환으로 수행된 이 연구는 생식 건강 문제를 해결하는 식습관의 잠재력을 강조합니다.

연구 목적

 이 연구의 주요 목표는 한국식과 서양식 식난이 남성 생식 기능에 미치는 영향, 특히 정자 수, 운동성 및 호르몬 수준에 초점을 맞추는 것이었습니다. 이 연구는 또한 고가의 약물에 의존하지 않고도 생식 기능 장애를 예방하거나 완화할 수 있는 식이 요법을 확인하고자 했습니다. 정자의 질과 호르몬 변화를 분석함으로써, 생식 건강 문제에 대한 지속 가능한 해결책으로서 한국 음식의 이점을 보여주는 것이 목표였습니다.

연구 설계 및 방법론

이 시험은 19~30세의 건강한 남성 20명을 대상으로 진행되었으며, 기본 정액 품질에 따라 정상 그룹과 비정상 그룹의 두 그룹으로 나뉘었습니다. 각 그룹은 다시 나누어 참가자들이 12주 동안 표준화된 한식 또는 서양식 식단을 섭취하도록 했습니다. 식단은 뚜렷한 다량 영양소 분포와 함께 2600kcal의 동등한 칼로리 섭취량을 제공하도록 신중하게 선별되었습니다.

- 한국식 식단: 탄수화물(6065%), 단백질(1520%), 지방(20~25%).
- 서양식 식단: 탄수화물(5055%), 단백질(1520%), 지방(30~35%).

참가자들은 엄격한 식사 일정을 준수했으며 준수 여부를 모니터링 했습니다. 주요 결과 측정에는 기준선, 8주 및 12주에 평가된 정자 수, 운동성 및 호르몬 수준(예: 테스토스테론, 유리 테스토스테론, LH, FSH)이 포함되었습니다. 성 건강 및 식습관에 대한 추가 데이터는 검증된 설문지를 통해 수집되었습니다.

주요 결과

- **정자의 품질**: 한국 다이어트 그룹은 기준치에 비해 8주차에 정자 운동성이 크게 증가한 것으로 나타났습니다. 운동성은 12주까지 약간 감소했지만 이는 임상시험 후반 단계에서 규정 준수가 감소했기 때문입니다.

대조적으로, 서양식 식단 그룹은 연구 기간 동안 정자 운동성과 정자 수의 변화가 거의 없었습니다.

- **호르몬 영향**: 실험 기간 동안 한국 다이어트 그룹의 유리 테스토스테론 수치는 꾸준히 증가했으며, 이는 다이어트 패턴과 관련된 긍정적인 호르몬 반응을 시사합니다. 서양식 식단 그룹에서 테스토스테론 수치는 8주차에 초기 증가를 보였지만 12주차에는 감소하여 기준선 이하로 돌아왔습니다.

- **성기능**: 성 건강 설문지(IIEF, MSHQ, GEAQ) 점수를 보면 한국 다이어트 그룹의 성기능이 개선된 것으로 나타났습니다. 이러한 개선은 더 나은 호르몬 프로필 및 향상된 정자 운동성과 관련이 있습니다.

영양 및 문화적 통찰력: 본 연구는 천천히 조리된 식물성 식사와 유익한 프로바이오틱스가 풍부한 발효 식품을 통해 균형을 강조하는 한국 식단의 영양적 이점을 강조했습니다. 마늘, 생강, 발효 콩 제품과 같은 주요 성분은 생식 건강에 긍정적인 영향을 미치는 것으로 나타났습니다.

논의

이번 연구 결과는 남성의 생식 및 성 건강을 향상시키는 한국식 식단의 잠재력을 강조합니다. 균형 잡힌 다량 영양소와 발효 식품을 포함하는 전통 한식은 호르몬 조절과 정자의 질 향상에 기여할 수 있습니다. 이는 칼로리 측면에서는 비슷함에도 불구하고 지방 함량이 높고 호르몬 균형이 교란될 가능성이 있는 서양식 식단과 대조됩니다.

한국 식이요법 그룹에서 관찰된 이점은 생식 건강 증진에 있어 식이 항산화제, 섬유질 및 식물성 영양소의 역할을 강조하는 이전 연구와 일치합니다. 반대로, 포화지방과 가공식품을 강조하는 서구식 식단은 그러한 이점을 방해하여 정체되거나 부정적인 결과를 초래할 수 있습니다.

한계 및 향후 방향

임상시험은 귀중한 통찰력을 제공했지만 특정 제한 사항을 해결해야 합니다. 작은 표본 크기와 짧은 연구 기간으로 인해 결과의 일반화가 제한될 수 있습니다. 이러한 결과를 확인하고 생식 건강에 대한 식이 영향의 기본 메커니즘을 더 자세히 조사하려면 더 많은 인구와 더 긴 추적 기간을 갖춘 향후 연구가 필요합니다.

더욱이, 특히 통제된 식이 중재에서 규정 준수 문제를 해결하면 장기적인 결과의 신뢰성을 높일 수 있습니다. 전통 한국 요리에서 영감을 받은 균형 잡힌 식단을 장려하는 공중 보건 계획은 남성 생식 건강을 더 넓은 규모로 개선하기 위한 지속 가능한 전략을 제공할 수 있습니다.

결론

　이번 임상시험을 통해 한국식 식단이 서양식 식단에 비해 남성 생식 및 성기능 향상에 있어 우월함을 입증했습니다. 이번 연구 결과는 정자의 질, 호르몬 건강, 전반적인 성기능 개선에 균형 잡힌 영양이 풍부한 식단의 중요성을 강조합니다. 문화적, 영양적 지혜에 깊이 뿌리를 둔 한국 전통 음식은 생식 건강 문제를 해결하기 위한 자연적 개입으로서 유망한 잠재력을 제공합니다.

　이러한 연구 결과에 부합하는 식습관을 장려하는 것은 공중 보건에 크게 기여할 수 있습니다. 특히 현대적인 생활 방식과 식습관이 남성 생식력에 점점 더 많은 영향을 미치고 있기 때문입니다. 이 연구는 지속 가능한 웰빙을 위해 전통적인 건강 지향 요리를 현대 건강 전략에 통합하는 것의 가치를 강화합니다.

일상 영양섭취가 남성 생식 및 성기능에 미치는 영향

- 한식과 서양식의 효과: 20대와 40~50대 비교 -

전통음식과 한식의 우수성을 검증하기 위한 임상시험 제2과제는 한식과 서양식이 남성 생식 및 성기능에 미치는 영향을 비교하고자 했다. 특히 20대와 40~50대 남성을 대상으로 식습관과 영양 섭취가 생식 건강에 미치는 효과를 다각도로 분석하여, 한식의 우수성을 과학적으로 입증하는 것을 목표로 했다.

연구 배경 및 목적

한국 전통음식은 약식동원(藥食同原) 사상을 바탕으로 균형 잡힌 영양과 발효식품을 중심으로 한 건강한 식습관을 제공한다. 그러나 현대 사회에서 서구화된 식습관이 보편화되며 가공식품 섭취 증가, 고지방 식단 등이 남성 생식 건강에 부정적인 영향을 미친다는 우려가 있다. 이에 연구는 다음을 목적으로 했다.

연구 방법 및 설계

- **대상군 및 선정 기준**
    - 농촌 40~50대 남성: 17명
    - 도시 40~50대 남성: 31명
    - 20대 남성: 63명

연구 설계

- **식단 유지:** 피험자들은 일상적인 식사를 그대로 유지하도록 했다.
- **평가 항목:**
    ① 정액 검사: 정자 수, 운동성, 정액량.
    ② 호르몬 검사: 테스토스테론, 자유 테스토스테론, LH, FSH, SHBG.
    ③ 성기능 설문지: IIEF(국제발기능지수), MSHQ(남성 성관련 건강 설문지).
    ④ 영양 섭취 실태 조사: 24시간 회상법과 식사 빈도 및 규칙성 분석.

주요 결과

1. 정액 검사 결과

- **정자 운동성:**
    - 농촌 40~50대: 43.7%
    - 도시 40~50대: 34.2%
    - 20대: 48.4%

농촌 남성은 도시 남성보다 운동성이 유의하게 높았으며, 20대와 비

숫한 수준을 유지했다. 이는 농촌 남성의 식단이 가공식품이 적고 한식 위주의 균형 잡힌 식사를 기반으로 했기 때문으로 해석된다.

- **정액량:**
  - 농촌 40~50대: 2.0mL
  - 도시 40~50대: 3.0mL
  - 20대: 2.9mL

도시 남성의 정액량이 농촌 남성보다 많았으나, 이는 필수적으로 운동성 향상으로 이어지지 않았다. 농촌 남성의 정액량은 적었으나 질적인 측면에서 더 우수한 결과를 보였다.

2. 호르몬 검사 결과

호르몬 검사에서는 연령별, 지역별로 유의미한 차이가 나타났다.

- **테스토스테론 수치(ng/mL):**
  - 농촌 40~50대: 4.39
  - 도시 40~50대: 4.39
  - 20대: 5.86

20대는 자연스럽게 높은 테스토스테론 수치를 보였으나, 서구화된 식단이 영향을 미친 것으로 보이는 다른 호르몬과 달리 한식 위주의 농촌 남성은 낮아진 테스토스테론 수치에도 불구하고 정자 운동성이 유지되었다.

- **LH(황체형성호르몬) 수치:**
    - · 농촌 40~50대: 6.21mIU/mL
    - · 도시 40~50대: 5.24mIU/mL
    - · 20대: 4.38mIU/mL

LH 수치가 높을수록 생식 기능이 안정적으로 유지될 가능성이 크며, 농촌 남성이 도시 및 20대 남성보다 높은 수치를 보였다.

3. 성기능 설문지 결과

성기능 설문지는 발기, 사정, 성욕 등 여러 측면에서 남성들의 만족도를 평가했다.

- **발기능력 점수(Erectile Function):**
    - · 농촌 40~50대: 24.63점
    - · 도시 40~50대: 25.00점
    - · 20대: 13.10점

농촌과 도시 40~50대 남성 간 점수 차이는 크지 않았지만, 전반적으로 20대와 비교했을 때 안정적인 결과를 보였다.

4. 식사 빈도와 규칙성

- **아침 식사 규칙성:**
  - 농촌 40~50대: 4.24점(규칙적)
  - 도시 40~50대: 4.00점(다소 규칙적)
  - 20대: 2.89점(불규칙)

농촌 남성의 규칙적인 아침 식사 습관은 성기능 향상에 긍정적 영향을 미쳤다. 반면, 20대는 불규칙한 식사로 인해 호르몬 불균형 가능성이 높아졌다.

- **가공식품 섭취 빈도:**
  - 농촌 40~50대는 **'70.6%'**가 거의 섭취하지 않았으며, 도시 40~50대는 61.3%, 20대는 **'17.5%'**만 섭취 빈도가 적었다.
  - 이는 서구화된 식습관이 젊은 층에서 만연하다는 점을 보여준다.

결론 및 시사점

이번 연구는 한식 중심의 균형 잡힌 식단이 남성 생식 및 성기능에 긍정적 영향을 미친다는 점을 명확히 보여준다. 농촌 40~50대 남성은 도시 남성보다 상대적으로 가공식품 섭취가 적고 발효음식을 포함한 전통 식단을 유지해 생식 건강에서 유리한 결과를 얻었다.

특히 20대 남성은 테스토스테론 수치가 높았음에도 불구하고 서구화된 식단과 불규칙한 식사 습관으로 인해 생식 기능 저하 가능성을 보였다. 이는 현대인의 식습관이 젊은 층에도 부정적 영향을 미친다는 점을 시사한다.

결과적으로 전통적인 한식의 장점을 활용한 식습관 개선이 남성 건강 증진에 중요한 역할을 할 수 있으며, 이는 공공 정책 개발 및 개인의 건강 관리에 유용한 가이드라인으로 작용할 수 있다.

건강한 한국인 대상, 한식과 서양식의 혈당, 인슐린 및 혈류역학에 미치는 영향

― 무작위배정 교차 인체시험 ―

연구 배경 및 목적

본 연구는 한식과 서양식이 혈당, 인슐린, 혈류역학에 미치는 영향을 비교 분석하여 한식의 우수성을 입증하고자 진행된 무작위배정, 교차설계 임상시험이다. 현대 한국인의 식습관이 서구화됨에 따라 당뇨, 고지혈증 등 성인병 유병률이 증가하고 있으며, 이는 서양식 식단이 혈당 및 대사에 부정적인 영향을 미치는 주요 요인으로 지적되고 있다. 연구는 비빔밥, 김밥(한식)과 돈까스, 햄버거(서양식)를 주요 식단으로 삼아 섭취 후 혈당 및 혈류역학적 변화를 평가했다.

연구 방법

- **대상자 선정:** 20~40세 성인 남성 32명을 대상으로 진행되었으며, 체질량지수(BMI)와 건강 상태를 기준으로 피험자를 선정하였다.
- **설계:** 무작위배정 교차설계로 한식 2가지(비빔밥, 김밥)와 서양식 2가지(돈까스, 햄버거)를 평가하였다. 각 피험자는 4가지 식단을 섭취하며 각 식단 간 6일의 휴식 기간을 두었다.
- **측정 항목:**

- 혈당: 섭취 후 4시간 동안 5분 간격으로 연속 혈당 측정.
- 인슐린: 식사 전후 시간대별 채혈을 통해 농도 평가.
- 혈류역학적 변화: 혈압, 심박출량, 혈관 저항 등을 측정.

주요 결과

- 혈당 지수(GI): 비빔밥(86.1g 탄수화물)과 김밥(83.1g 탄수화물)은 서양식에 비해 혈당 상승이 완만하게 나타났다.
- 비빔밥은 식후 혈당 최고치(C_{max})가 서양식(돈까스, 햄버거)보다 유의하게 낮았다. 이는 복합 탄수화물이 포함된 한식이 혈당 상승을 억제하는 데 유리함을 나타낸다.
- Insulinogenic Index(IGI): 초기 인슐린 분비는 돈까스가 가장 높았으며, 비빔밥과 김밥은 낮은 수치를 보였다. 이는 한식이 상대적으로 혈당 변화량 대비 적은 인슐린 분비를 요구함을 의미한다.
- 서양식(돈까스, 햄버거)을 섭취한 경우 심박출량(CO)과 혈관 저항(SVR)이 급격히 증가하며 혈압 변동이 크게 나타났다.
- 반면 한식은 서양식에 비해 혈류역학적 안정성을 유지하며 심혈관계 부담이 적었다.
- 서양식은 섭취 후 혈중 중성지방 농도가 한식보다 유의미하게 증가했다.
- 특히 돈까스와 햄버거는 고위험군(대사증후군)에 속한 피험자에서 중성지방 농도 상승폭이 더욱 두드러졌다.

고찰

이번 연구는 한식이 혈당 및 대사 건강에 긍정적인 영향을 미친다는 점을 과학적으로 입증했다. 복합 탄수화물과 섬유소가 풍부한 비빔밥과 김밥은 혈당 변동성을 억제하고 인슐린 저항성을 줄이는 데 기여했다. 반면, 서양식은 높은 지방과 단순 탄수화물로 인해 혈당 및 혈류역학에 부정적인 영향을 끼쳤다.

한식의 이러한 특성은 대사증후군 및 성인병 예방과 관리에 유용한 도구가 될 수 있다. 연구 결과는 한국 전통식의 건강학적 우수성을 재확인하며, 서구화된 식습관으로 인한 건강 문제를 해결하는 데 기여할 수 있는 한식의 가능성을 제시한다.

결론

본 연구는 한식이 서양식에 비해 혈당, 인슐린 반응 및 심혈관계 안정성에서 우월함을 입증했다. 이는 전통 한식이 단순히 맛과 문화적 가치를 넘어 건강 유지 및 질병 예방에 중요한 역할을 한다는 점을 보여준다. 향후 한식의 건강 증진 효과를 활용한 다양한 식이 지침과 정책 마련이 필요하다.

전통 고추장과 된장의 체지방 및 복부지방 감소 효과

- 12주간의 무작위배정, 이중눈가림 인체시험 -

연구 배경 및 목적

본 연구는 전통 고추장과 된장의 체지방 및 복부지방 감소 효과를 평가하기 위해 설계된 임상시험으로, 무작위배정, 이중눈가림, 평행군, 플라세보 대조 방식을 사용하였다. 현대인의 식습관 서구화는 비만과 관련된 대사질환의 주요 원인으로 지적되고 있으며, 전통 발효식품이 체중 관리 및 대사 개선에 유의미한 영향을 미친다는 가설이 존재한다. 이에 따라 연구는 과체중 및 비만 성인을 대상으로 고추장과 된장의 체지방 감소 효과와 안전성을 평가하고, 이를 과학적으로 입증하고자 했다.

연구 방법

피험자 선정

- 총 120명의 과체중 또는 비만 성인(19세~65세)을 대상으로 진행.
- BMI ≥ 23 kg/m² 및 허리-엉덩이 둘레 비율(WHR)이 남성 0.90, 여성 0.85 이상.

연구 설계

- **무작위배정, 이중눈가림:** 고추장 시험군, 된장 시험군, 고추장 플라세보군, 된장 플라세보군으로 나눔.
- **시험 제품 섭취:** 12주 동안 하루 3회 식후에 경구 복용.

평가 항목

- **1차 유효성 지표:** 체지방량, 복부지방면적(CT 촬영).
- **2차 유효성 지표:** 혈중 지질, 항당뇨 지표(HbA1c, 공복혈당), 항산화 능력(ORAC), 염증 지표(CRP).
- **안전성 평가:** 이상반응, 혈액검사, 심전도 검사.

주요 결과

1. 체지방 및 복부지방 감소

- **고추장 시험군:**
    - 체지방량 감소 경향을 보였으나, 플라세보군과 비교하여 유의미한 차이는 없었음.
    - 내장 지방 면적은 고추장 섭취 전후 비교 시 유의미하게 감소함.

- **된장 시험군:**
    - 체중, BMI, 체지방량이 섭취 후 유의미하게 감소.
    - CT촬영 결과, 내장 지방 면적이 플라세보군보다 유의미하게 줄어듦.

2. 혈중 지질 및 항당뇨 지표
- **고추장:** 공복혈당이 섭취 전 대비 유의미하게 감소하였으며, 혈중 중성지방 수치도 감소 경향.
- **된장:** 혈중 총콜레스테롤, LDL-C가 유의미하게 낮아졌으며, Fructosamine이 감소하여 항당뇨 효과 확인.

3. 항산화 효과
- 두 시험군 모두 항산화 지표(ORAC, TRAP)가 개선되어 산화 스트레스 감소에 긍정적 영향을 미침.

4. 안전성
- 시험 제품 섭취 후 이상반응으로 시험을 중단한 사례는 없었으며, 모든 안전성 지표는 정상 범위 내에서 유지됨.

고찰
이번 연구는 전통 발효식품인 고추장과 된장이 비만 관리 및 대사 건강 개선에 기여할 가능성을 제시했다.

결론 및 제언
전통 발효식품인 고추장과 된장은 체지방 및 복부지방 감소, 항당뇨 및 항산화 효과에서 긍정적인 결과를 나타냈다. 이는 비만 및 관련 대사 질환 예방과 관리에 기여할 가능성을 시사하며, 건강한 체중 관리를 위한 기능성 식품으로 활용될 수 있다. 추가적으로 대규모 임상시험을 통해 장기적 효과와 작용 기전을 명확히 할 필요가 있다.

태훈태교(胎訓胎教)를 통한 인재보국(人才報國)으로 시작된 생명운동

김 인 술
온생명평생교육원장

정운천 전 장관과의 조우

정운천 전 농림수산식품부 초대장관과 첫 만남은 2004년 어느 여름날 지금으로부터 20여 년 전 필자가 운영하고 있는 교육원의 정자에서였다. 당시 정운천 전 장관은 사)한국신지식농업인회 중앙회장을 맡고 있었고 필자는 1987년 30대 중반의 나이에 다니던 대기업을 퇴직하고 전주로 귀농하여 농장과 고시원을 운영하며 공부를 병행하다 깨달은 바 있어 1999년 전북의 생명수가 있는 전북 진안 부귀의 한 폐교된 초등학교를 매입하여 2차 귀농을 감행하고 온생명살림학교(후에 온생명평생교육으로 개편)를 개설하고 인접 농지를 임차하여 친환경농업을 실천하며 생명운동을 전개하고 있을 때였다.

첫 만남에서 약1시간 정도의 대화에서 내 나름의 귀농의 변(辨)과 농업철학을 얘기했던 것으로 기억한다. 요약하면 농업은 단순한 먹거리 생산이 아니라 생명을 살리는 농업이 우선돼야한다. 당시 까지만 해도 관행농업에서 많은 량의 농약이 사용되고 있었고 이를 보완하기 위해 대안으로 친환경농업이 강조되고 있을 때였다. 특히 수입농산물의 무분별한 수입에서 오는 국민건강에 해악을 지적했던 것으로 기억한다. 그리고 그러한 먹거리로 인해 생명이 위협받고 있다는 것을 지적했다. 그리고 친환경농업이 성공하려면 "소비자가 변해야 생산자가 변한다."라는 논리로 소비자 의식전환 교육의 필요성을 역설하고 이를 위해 만들어진 교육원이란 소개를 했던 것으로 기억한다.

나의 이야기를 듣고 난 당시 정운천 사)한국신지식농업인회 중앙회장은 이것이 바로 신지식농업인이 가져야할 농업인 상(象)이라며 나를 신지식농업으로 추천하라고 동석했던 故 이종기 중앙회 고문께 주문하셨다. 당시 나는 신지식농업인이 무엇인지도 모를 때였다. 2004년 후반기에 농림부에서 신지식농업인 선정이 있어 추천되었고 2005년 3월 신지식농업인으로 선정되었다. 또한 행자부에서 선정하는 각 분야의 2005년 올해의 신지식인에도 선정되는 영예를 안았다.

이후에도 소비자 식생활 교육의 중요성을 이해하시고 물심양면으로 후원해 주셨으며 당시 정회장 자신이 경영하고 있는 농기업 임직원

100여명을 교육원에 입소시켜 교육을 시키기도 하셨다. 당시 저희 교육에는 1년에 5-6천명의 "생명의 밥상" 체험객들이 들어와 강의를 듣고 밥상체험을 하고 있을 때였다. 당시 임수진 진안군수께서도 관심을 가지시고 진안에 오는 손님들을 교육원서 교육과 밥상체험을 할 수 있도록 배려해 주셔서 교육원의 명성은 전국으로 확산되었고 그 덕분에 필자는 전국 유명강사 반열에 올라 한국표준협회를 비롯하여 전국 기업체 연수원과 대학의 최고경영자과정 등에서 1급 강사로 초빙되어 년간 100회 정도의 외부 강의를 소화해야했다. 교육원에 오는 교육생들의 강의를 병행하는 과정에서 외부강의 100회는 무리일 정도의 일정이었다.

생명운동을 하게 된 배경

1987년, 30대 중반의 젊은 나이에 귀농하여 자연을 벗 삼으며 민족의 미래에 대한 문제들을 화두로 삼고 연구하며 살아왔다. 집안 어른들이 항일 독립운동에 참여한 여파로 가정 형편상 중학교만을 졸업하고 고등학교 진학을 못하여 실의에 빠져 있을 때 "조선총독부"라는 책을 통해 일제치하 35년의 굴욕적 삶을 간집적으로 체험히게 되었다.

조선총독부 5권의 책을 읽고 민족에 눈을 뜨게 된 것이다. 비록 상급학교 진학은 못했지만 책을 통해 백범 김구, 도산 안창호, 백야 김좌진, 몽양 여운형, 단재 신채호 선생 등과 같은 민족의 스승들을 만날 수 있었다.

잃어버린 나라를 다시 찾기 위해 노력했던 선열들의 뜻을 기리기 위해 나는 무엇을 해야 하는 지를 고민할 수밖에 없었다. 왜 우리가 문화를 전수해 주었던 일본 같은 섬나라 후진국에게 지배당할 수밖에 없었던 것일까? 결론은 힘이 없어서였다. 어떻게 하면 힘 있는 나라가 되어 당당한 독립국가로 살아갈 수 있을까를 고민하였다.

독립된 나라에 사는 나 자신은 무엇을 할 것인가? 이 시대의 독립운동은 무엇일까? 항상 이런 물음 속에서 살아왔다. 어려운 여건을 딛고 경제적 자립을 통하여 만학의 꿈을 이루었다. 어렴풋이나마 해야 할 일을 찾을 수 있었다. 힘을 키워 세계강국이 되는 길은 훌륭한 인재를 낳아 기르는 것이라는 생각에 이르렀다. 이를 위해 태훈(태교)부터 시작해야 된다고 생각했으며, 그 방향으로 공부와 연구를 집중했다.

일반적으로 태중의 가르침을 태교로 알고 있지만 필자는 태훈이라 쓰는 것이 맞다고 본다. 왜냐하면 태중의 아이를 때려서 가르칠 수 없기 때문이다. 한자문화권에서는 부모에 효도하는 것을 사람의 제일 덕목으로 삼았기 때문에 가르친다는 뜻의 '교(教)'에는 부모에 효도(孝)치 않는 자는 때려서(칠 복)라도 바로 잡으라는 뜻이 들어 있다.

우리말의 '가르치다'라는 말도 '가르다'와 '치다'라는 동사가 합해진 복합동사이다. 옳고 그름을 갈라서 그를 때에는 쳐서(때려서)바로 가도록 하는 것이 가르치는 것이란 뜻이 스며있다. 한자의 뜻을 풀어 놓은 듯이 일치하는 내용이다.

이렇듯 태교라는 말을 풀어보면 태중의 아이를 때려서라도 바로 가르치라는 뜻이 된다. 태중의 아이를 가르친다는 뜻으로는 어울리지 않는 표현이다. 이에 반해 태훈(胎訓)의 훈은 같은 "가르치다"라는 뜻을 가지고 있지만 말로써(言) 물 흐르듯이(川) 순리로 가르친다는 뜻이 스며있으니 태중의 가르침은 태훈이 적합하다고 보며 두 단어의 쓰임의 역사를 보면 태교는 중국에서 태훈은 우리나라에서 쓰여 졌다고 보여 진다.

중원에서는 주나라 문왕의 어머니 태임(太妊)이 태교를 통해 성군을 낳았다는 데에서 시작되며, 우리나라에서는 단군시대에 이미 태훈이라는 단어가 쓰여 졌다고 전하며 고려 말에 정몽주의 어머니가 쓴 태중훈몽(胎中訓蒙)이라는 책도 줄이면 태훈이 된다. 이로 미루어 조선조 전에는 태훈으로 쓴 것이 분명해 보이며 조선조에 들어와 학문적으로 중국의 영향을 받아 태교신기 등의 책이 나오면서 태중 교육을 일반적으로 태교라 쓰게 된 것으로 보여 진다. 따라서 필자는 우리의 전통을 살려 이후부터 태훈으로 쓰기로 했다.

전통 태훈을 이해하기 위해서는 한문을 알아야 했다. 따라서 한문공부를 시작하게 되었고 결국 대학원 석·박사과정을 한문학을 신댁해 전공하게 되었다. 태훈을 공부하면서 우리나라가 태훈의 최첨단 선진국이었다는 것을 알게 되었고 우리가 세계에서 우수한 민족으로 살아남을 수 있었던 이유도 여기서 찾을 수 있었다.

오늘의 대한민국이 저절로 이루어지지 않았다는 것을 태훈에서 확인할 수 있게 된 것이다. 또한, 태훈을 연구하면서 태훈이 우선이 아니라는 것도 깨달았다. 태훈 이전에 부모가 될 사람들의 건강과 마음이 우선되어야 한다는 사실을 깨닫게 된 것이다. 따라서 태훈을 광의적으로 보면 잉태이전 몸을 만드는 것부터 포함시켜야한다는 것이 필자의 생각이다.

생태건강이 무너져 아이를 갖지 못하는 부부들이 너무 많아지는 현실에서 겨우 아이를 가질 수 있을 정도의 건강은 되지만 인공의 힘을 빌려야만 하는 부실하기 그지없는 생태건강의 현실! 더욱 건강하고 총명한 아이를 생산키 위해서는 잉태환경인 부모의 몸을 건강하게 하는 것이 우선되어야 한다는 사실을 다시 한 번 절실히 깨닫게 되었다.

건강해지는 법을 알기위해 건강공부를 시작했다. 그리고 건강은 일상의 의식주 생활 속에서 이루어진다는 것을 알게 되었고, 그 중에서 건강에 가장 큰 영향을 주는 것은 식생활이라는 것도 확인했다. 먹을거리는 농사를 통해서만 얻어진다는 것을 깨달으며 농업의 중요성을 알게 되면서 친환경 농업에 눈을 뜨게 되었다.

1999년 제2의 귀농을 결심하고 전북 진안군 부귀면의 봉암초등학교였던 폐교를 매입하여 친환경 농업과 함께 "잃어버린 생명의 밥상을 찾아서…"라는 주제로 올바른 식생활에 대한 교육을 시작했다. 수많은 교육생들이 좋은 호응으로 답해주었다.

식생활을 통해 자연치유의 답을 얻었다. 당뇨와 혈압환자들이 식생활교육으로 실천하는 과정에서 치유되는 것을 확인하였고, 난(불)임자들도 임신할 수 있는 건강을 회복하여 뜻을 이룰 수 있었다. 교육과 체험을 통한 지혜를 모으고 이러한 내용들이 국가 발전을 위해 정책으로 반영되어야 한다고 생각한다.

우리나라의 미래를 위해서, 그리고 당당한 주권국으로 힘 있는 나라가 되기 위해서는 우수한 인재들을 길러내는 일은 하루도 미룰 수 없는 일인 것이다. 그러나 오늘날 저출산 문제가 국가적 과제로 부각되었으며 이대로 가다간 인구 절벽에 부딪쳐 나라가 위태롭겠다는 생각이 든다.

또한 우수한 아이들을 생산해내야만 세계 일등 국가를 이룰 수 있으며 이는 우리의 경쟁력을 키우는 바탕이 되기 때문이다. 기업은 지금까지 사회가 키워놓은 인재들을 채용하여 쓰기만하면 됐다. 그러나 앞으로는 기업들도 인재를 만들어 쓰는 지혜를 가질 때 살아남을 수 있고 세계 1등도 할 수 있을 것이다. 남과 같이 해서는 남 이상 될 수 없다. 남보다 앞서기 위해서는 남보다 앞서는 준비가 필요하다.

태훈(태교)과 난임 교육을 병행

필자는 태훈(태교)을 통해 인재를 양성하여 보국(報國)하겠다는 궁극적 목표를 가지고 교육원을 열었다. 1999년 폐교를 매입한 후 2000년부터 친환경농업을 실천하며 "잃어버린 생명의 밥상을 찾아서…"란 주제로 대중강연을 시작했고 신혼부부를 대상으로 "태훈(태교) 잉태하면 늦다." 라는 주제와 일반인을 위한 자연건강법을 교육원에서 모집교육을 시작했다.

처음엔 태훈(태교) 교육을 시작하여 교육생을 상담하면서 뜻밖의 사실을 알게 되었다. 교육은 태훈 교육으로 왔는데 실재로는 임신이 안 되어 온 것이다. 태훈 교육이 먼저 몸을 만들어야 한다는 것이고 잉태하기 전 몸 만드는 준비가 태훈의 70%로 보고 교육을 하고 있었기 때문에 잉태를 위해 몸을 먼저 만들면 효과가 있을 것이라고 상담해 주었다. 이런 경우는 난임 문제도 해결하고 태훈(교) 교육까지 받는 1석2조의 성과를 얻는다.

그리고 그 결과는 놀라웠다. 수년간 임신이 안되어 아이를 기다렸던 난임 부부들에게서 임신소식이 들려오기 시작했다. 회차를 거듭하면서 이런 사례들은 계속되었고 특별한 경우는 50세가 넘어 5-6년 전에 생리가 끊어진 여성도 교육 후 생리가 돌아오는 놀라운 일도 있었다. 교육을 거듭하면서 "생명의 밥상"과 자연치유 건강교육이 생명을 살리는 일이라는 걸 절실히 깨닫게 되었다.

2015년 그동안의 교육을 통해 얻은 경험과 결과에 대한 확신을 가지고 "자식농사 잉태하면 늦다." 라는 책을 세상에 내놓게 되었다. 교육을 시작한지 대략 15년이란 세월이 흐른 뒤의 일이다. 교육을 시작한 2000년 당시만 해도 저 출산 문제가 그리 심각하지 않았고 난임 문제도 크게 부각되지 않았지만 2015년 경에는 저 출산과 고령사회 문제가 심각하게 받아드려지기 시작했다.

각 지자체에서는 저 출산 극복을 위해 예산을 편성해 인공수정, 시험관 시술, 한방 등의 지원을 하고 있을 때였다. 필자가 확보한 식생활을 통한 자연 임신법도 도움이 될 것으로 생각되어 2016년 "자식농사 잉태하면 늦다."라는 책자를 전국 시도 광역단체장과 기초지자체장 앞으로 우송했다. 그 결과 몇몇 지자체에서 관심을 보였고 급기야 2017년 경기도 안양시에서 적극적으로 교육도입 의사를 밝혀 계약과 함께 모집에 들어갔다. 모집기간은 한 달, 모집인원은 15쌍 부부였다. 모집기간 동안 한가지고민에 빠졌다. 당시 안양시 보건소에 난임으로 판단되어 지원을 신청한 대기자가 약 700명이라 했다. 신청이 많을 경우 어떻게 선별하여 받느냐는 고민이었다.

한 달이 지나고 교육신청 결과를 안양시 보건소에서 알려왔다. 7쌍 부부 밖에 모집이 안 되었는데 교육을 할 수 있겠느냐며 걱정스런 물음을 해왔다. 망설임 없이 대답했다. 해야하지 않겠냐고? 첫째, 임신을 갈망하는 7쌍 부부의 희망을 저버릴 수 없었고 둘째, 그동안 교육원 모집교육에서는 많은 성공사례가 있었지만 객관적으로 검증받고 싶었기 때문이었다. 그때 교육은 교육원의 운영과는 별개의 문제였다.

2017년 7월 하순 4빅5일 교육이 시작되었다. 첫날 입소식후 첫 상의는 교육생들에게 임신이 안 되는 이유를 설명했다. 생태건강이 좋지 않기 때문인데 이는 매일 먹는 음식영향이 가장 크다고 말해 주었다. 대표적으로 젊은이들이 좋아하는 음식인데 첫째, 수입밀로 만드는 음식 (피자, 햄버거, 빵, 라면, 국수, 짜장면, 과자 등), 둘째, GMO 기름으로 튀기는 통닭, 셋째, GMO곡물로 만든 당을 사용하는 청량음료 등 이 제품들의 원료가 어떻게 생산되어 수입되는지를 알려주는 교육이었다.

매일 새벽 5시에 시작해서 밤10시까지 진행되는 교육을 통해 풍욕, 냉·온욕 등 몸을 정화하는 방법과 새로운 난임 치유음식 만드는 법을 가르쳐 주었으며 잉태, 태훈(교), 출산, 육아에 대한 교육도 병행했다. 수료 1개월 후에는 안양으로 출장을 나가 중간점검과 생채식 교육을 실시했다.

5개월 정도가 지나 기쁜 소식들이 전해오기 시작했다. 혼인 5년 동안 임신이 안 된 부부가 식생활을 바꾸어 몸을 만든 후 자연임신이 된 것이다. 대체적으로 30대에서는 몸이 만들어진 후 자연임신이 되었고 40십대에서는 시험관 시술을 실패해 온 부부들인데 몸을 만든 후 시험관 1차 시술로 임신에 이르렀다.

교육 후 약 1년10개월 후인 2019년 5월 안양시 보건소에서 교육받은 부부들을 소집했다. 놀라운 결과가 나왔다. 7쌍 부부 중 3쌍 부부는 출산하여 아이를 안고 나왔고 3부부는 임신 중 이었다. 기적 같은 결과가 나온 것이다. 이 내용이 경향신문 전국판에 보도되었고 사회적으로 많은 관심을 받았었다. 이듬해인 2000년 까지 7쌍 부부 전원이 출산하는 결과를 얻었다.

이로써 난임은 생태건강이 무너졌기 때문이라는 것이 입증된 셈이다. 몸이 만들어져 생태건강이 회복되면 임신이 가능하다는 확신을 얻게 되었다. 당시 보도되었던 경향신문 기사내용과 교육프로그램을 첨부한다.

[첨부] 1. 난임치유 경향신문 기사

경향신문　　입력: 2019.05.27 06:00　수정: 2019.05.27 06:01
식생활 개선 통한 난임 치유, 안양 만안보건소서 첫 시도
부부 7쌍 중 6쌍 '임신 성공'

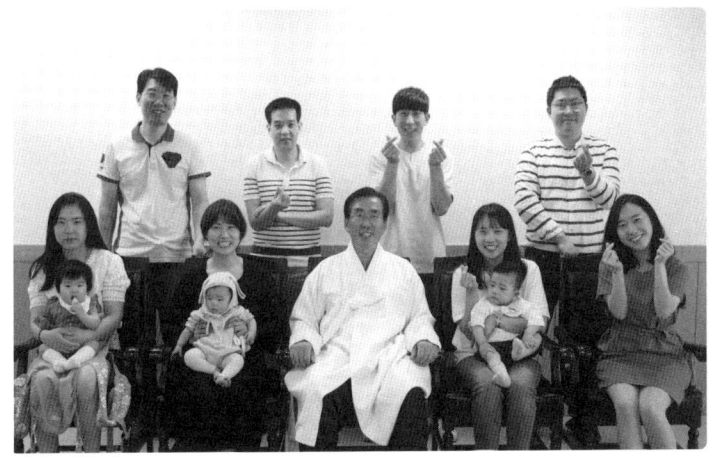

건강한 한식으로 식생활을 개선한 후 임신에 성공했거나, 출산한 부부들이 25일 안양시 만안구 보건소에서 자축파티에 앞서 기념촬영을 하고 있다. 앞줄 가운데가 김인술 원장. 만안구 보건소 제공

> 66
>
> 아이를 가지려면 내 몸부터 제대로 만들어야 한다는 진리를 왜 그동안 깨닫지 못했을까요. 10년간 할 수 있는 일을 다 해 봐도 소용이 없었는데 식습관을 바꾸고 나서 출산까지 했습니다. 세상을 다 얻은 것 같아요.
>
> 99

2006년 결혼한 김용일(44)·정관순(41)씨 부부는 특별한 이유가 없는데도 아이가 들어서지 않았다. 인공 수정 6회, 시험관 8회 등 안간힘을 써 봤지만 허사였다. 그런데 지난 1월 결혼 13년 만에 아이를 출산했다. 이 부부처럼 아이를 갖지 못해 애를 태우다 임신에 성공했거나 출산까지 한 다섯 부부가 25일 경기 안양시 만안구 보건소에서 자축모임을 가졌다.

만안구 보건소가 '식생활 개선을 통한 난(불)임 치유사업'을 시작한 것은 2017년 7월이었다. 희망자를 모집한 결과 7쌍 부부가 신청했다. 보건소는 사설교육기관인 전북 진안군 부귀면 온생명평생교육원에 부부들을 보내 위탁교육을 실시했다. 그간 지자체들이 인공수정 지원 등 불임치유사업을 벌인 적은 있으나 식생활 개선으로 난(불)임 치유를 시도한 것은 안양시가 처음이다.

부부들은 교육원에서 4박5일간 체류하면서 몸을 정화시키고 양생(살리는)시키는 방법을 공부했다. 해독과 치유음식 만드는 법을 배우고, 식단을 어떻게 관리해야 하는지도 습득한 뒤 가정으로 복귀했다. 그리고 매주 교육원의 원격관리를 받으면서 인스턴트식품과, 자기 자신과 싸웠다. 식생활을 한식 위주로 바꾼 뒤 채 1년이 되지 않아 나온 결과는 놀라웠다. 전체 7쌍의 부부 중 5쌍은 출산했고, 1쌍은 오는 10월 출산을 앞두고 있다.

만안보건소 김미덕 팀장은 "저출산 문제가 국가적 난제가 된 시점에서 식단만 잘 바꿔도 가임률을 높일 수 있다는 점에서 불임부부들에게 희망을 줄 수 있게 됐다"고 말했다.

이날 모임에 참석한 다섯 부부들은 "이를 악물고 체질을 개선했다"고 말했다. 정관순씨는 "지푸라기라도 잡는 심정으로 교육에 참여했다. '아이를 갖고 싶다면 부부가 노력해 몸을 제대로 만들어 놔야 한다'는 말에 공감했다"고 전했다.

5년 만에 임신에 성공한 박찬신(36)·최은지(32)씨 부부는 "몸에 밴 식습관을 바꾸는 게 너무 힘들었지만 아이를 가질 수 있다는 일념으로 매진했다"며 "우리 한식이 이렇게 중요한 음식인지 이제 알게 됐다"고 말했다.

온생명평생교육원의 불임극복 프로그램은 인스턴트식품과 유전자 변형 농산물 섭취 대신 우리 농산물을 이용한 자연식생활로 바꾸는 데 집중돼 있다.

김인술 온생명평생교육원장은 "불임부부가 정말 아이를 갖기 원한다면 가려야 될 음식과 취해야 힐 음식을 선택해야 한다"면서 "특히 자라는 청소년들의 식생활을 이대로 방치하면 향후 신혼부부의 50%는 임신이 어려울 것"이라고 경고했다.

박용근, 경태영기자 yk21@kyunghyang.com

[첨부] 2. 출산율 향상을 위한 프로그램 내용 요약

과 목		세 부 내 용
개강 특강	잃어버린 나를 찾아서...	나는 어디에 있는가? 무엇이 나인가? 내 몸과 나는? 내가 먹고 있는 밥상, 입고 있는 옷, 사는 집은 건강을 위해 바르게 살아가는가? 등을 되돌아보는 시간이다.
기본 교양	물, 소금, 비타민 C	기본교양 우리 몸을 유지하는 기본물질을 이해하여 절식 중에도 반드시 섭취해야 하는 이유를 알고 일상생활에서도 부족하지 않게 섭취하도록 한다. *절식을 선택 할 경우 효과가 배가 된다. 그러나 형편상 절식이 어려운 경우 감식으로 대체할 수 있다.
기본 교양	풍욕 / 도인법 이론과 실습	풍욕은 바람 목욕이란 뜻으로 옷을 완전히 벗고 담요를 덮고 벗기를 반복함으로써 피부를 수축 이완시켜 피부호흡을 강화하여 노폐물 배 출과 피부를 단련시키는 요법으로 벗고 있는 동안 도인법을 병행하여 효과를 극대화한다. 과거 선조들도 거풍擧風 이라는 이름으로 이와 비슷한 요법을 시행했다. (태훈에 활용)
기본 교양	우리 몸 바로 알기 - 냉·온욕법	우리 몸의 체온은 36.5 ℃ 다. 이 온도를 유지하기 위해 우리 몸은 자동으로 반응하며 움직인다. 떨어지면 올리려 작동하고 더 올라가면 땀을 내어 열을 끌어내린다. 냉·온욕을 통하여 우리 몸의 자연치유력을 극대화한다.
기본 교양	왜 절식인가?	절식은 칼을 대지 않는 수술이라고까지 말한다. 절식을 통하여 몸속에 쌓인 노폐물을 비우고 활기찬 몸 상태를 만들어 건강을 유지하게 하며 새로운 식습관으로 전환한다. 오염물질 속에 사는 현대인은 자동차의 엔진오일을 주기적으로 교체하듯 절식을 생활화해야 한다.

기본 핵심	질병의 원인과 음양식	세상 만물은 음양의 이치로 이루어져 있다. 우리 몸도 마찬가지다. 음양의 질서에 맞게 섭생을 해야 병이 없이 건강하다. 병이란 음양의 부조화에서 오기 때문이다.
기본 핵심	질병의 대책과 오행식	우리 몸의 핵심 장기는 오장, 오부다. 오장 (간, 심장, 폐, 신장, 비장) 과 오부 (담, 소장, 대장, 방광, 위) 가 튼튼해야 병이 없다. 이에 어울리는 섭생을 통해 건강을 지켜나간다.
기본 핵심	잃어버린 옷과 집	인간은 의식주를 벗어나 살 수 없다. 옷과 집도 건강생활에 영향이 크다. 건강을 위한 의생활은 무엇이며 주거공간은 어떠해야 되는지 알아보는 시간이다.
기본 교양	겨자 찜질 이론과 실습	자연건강 보조요법 중의 하나로 뭉친 근육이나 아픈 관절 그리고 기관지 위에 찜질하여 통증을 치유하는 보조요법 중의 하나다. 임산부는 감기가 들어도 약 먹는 것을 가능한 피해야 하므로 이런 자연 요법들을 익혀두는 것이 좋다.
기본 핵심	난임 치유식 만들기 이론	난임 치유식이란 무엇인가? 음양의 이치를 근거로 20여년 연구한 결과를 가지고 난임 치유식을 개발했고 이 논리로 실제 치유 음식 만들기를 지도한다.

과 목		세 부 내 용
기본 교양	잃어버린 나를 찾아서...	절식을 통해 몸이 비워진 다음 몸의 균형을 잡아 건강한 체질로 만드는 수련 과정으로 자동차를 타다가 보면 양쪽 바퀴의 균형이 맞지 않을 때 얼라이먼트를 통해 휠 밸런스를 맞추듯 합장 수행을 통해 몸의 균형을 바로 잡아준다.
기본 교양	우리 소리 우리 가락	우리 음악으로 태훈 음악을 삼아야 한다. 식물 재배 때도 음악을 들려 준 식물과 그렇지 않은 식물의 성장속도와 질이 다르다. 또 우리음악 을 들려준 식물과 서양음악을 들려준 식물을 비교했을 때 우리 고전 음악을 들려준 식물이 효과가 좋았다고 한다. 음악도 풍토합일이다.
기본 교양	보은 명상	인간이 동물과 다른 것은 은혜를 아는 것이다. 자연에 대한 은혜, 부모에 대한 은혜, 스승, 친구, 나라와 직장 등 자신이 살아오면서 받아 온 은혜를 명상을 통해 되돌아보며 보은하는 마음을 가져본다. 자기를 성찰하는 최고의 수양법이다.
수료 소감	깨달음의 시간	서로 다른 삶을 살아온 사람들이 같은 시간 같은 장소에서 수련한 느낌을 통하여 깨달음을 얻는 시간이다. 내가 미처 챙기지 못했던 것을 다른 사람들을 통하여 깨닫는다. 그리고 내가 누구인지를 아는 순간이다. 아! 이렇게 살아야 하는구나?

[첨부] 3. 교육 프로그램

과 목		세 부 내 용
기본 핵심	치유식 만들기 1. 법제수 만들기	재료의 중금속이나 농약 등의 독성을 배출시키고 영양의 균형을 맞추는데 목적이 있으며, 무기질(미네랄) 성분을 단백질 안으로 흡수시키는 역할을 향상시킨다.
기본 핵심	치유식 만들기 2. 햇살미음 조리법	우리 몸은 60조 정도의 세포가 서로 소통하면서 유지되고 있다. 세포가 소통하는 바탕에는 세포의 에너지가 되는 당(糖)이 있다. 세포의 정상적인 활동을 위해 햇살 음식의 당이 세포의 망가진 센서를 복원하는 등 건강한 세포를 만들어 하루 시작을 준비시키게 한다.
기본 핵심	치유식 만들기 3. 생채식 조리법	생채식이란 자연 그대로의 음식을 식탁에 올리는 건강 음식으로 자연치유 효과를 높일 수 있는 대표적인 음식이다. 이들 음식에는 태양의 에너지와 땅의 영양분인 무기질과 그리고 비타민이 풍부하게 들어 있다. 또한 생채식은 육류 중심의 식사로 산성화된 우리 몸에 알칼리를 공급해주는 효과가 있다.
기본 핵심	치유식 만들기 4. 충전미음 조리법	장내 미생물들은 각종 효소를 만들어 세포에 제공하고 면역물질을 생성해 우리 몸을 보호한다. 베타카로틴이 풍부한 단호박과 유황 성분이 많은 양배추는 장 점막의 상처를 치유하고 장 점막을 건강하게 하는 데에 효과를 가져오는 것으로 알려져 있다. 또한 장내 생태계를 건강하게 만들고 유익 미생물들에게 활기를 불어넣는 효과가 있다.

기본 핵심	난임 치유식 만들기 6. 미생물 김치국	미생물 김치국은 전통식생활에서 만들어 먹던 싱건지국 또는 동치미국을 현대화한 것이다. 옛 날에 비해 재료가 풍부해진 만큼 몸에 필요한 다양한 재료로 유익 미생물을 극대화해서 장을 건강하게 하고, 숙성과정을 통해 인체가 필요로 하는 각종 미네랄과 영양성분 등 음식 재료가 가지고 있는 유효성분이 발효 과정을 거쳐 최대한 흡수되도록 만든 질병 예방 및 치유 음식이다.
기본 핵심	난임 치유식 만들기 7. 익모탕, 익부청 만드는 법	갯벌 음식의 대표인 조개류는 부신에서 각종 호르몬을 만들어내는 기능을 한다. 바지락 등은 신장 기능을 향상시켜 주고 마늘은 몸을 따뜻하게 한다. 특히 마늘은 여성의 아기집인 자궁을 따뜻하게 해주어 배란에 도움을 줌으로 익모탕이라 명명했다. 또한 남성은 마늘에 꿀을 넣어 양기를 보충하고 정자에 활력을 불어넣어 주는 역할을 함으로서 익부청이라 명명했다.
기본 핵심	회복식	절식 후 정상 식단으로 들어갈 때까지의 식사 방법을 제시한다. 절식보다 회복식이 더 중요하다. 그 과정을 알아본다.
기본 핵심	한국인의 경쟁력과 출산문화 - 잉태와 태훈(교)	식농사는 잉태하면 늦는다. 잉태시키기 전부터 몸을 만들어 준비하고 잉태 시에는 택일을 통하여 시간까지 정한 다음 잉태시켜야 한다. 잉태된 다음에 태교에도 신경을 써야 한다. 어떻게 하는 것이 바른 태교인가를 알아본다.

〈 출산율 향상을 위한 프로그램(임신·태훈·자연건강) 식생활교육 〉

1 일차 수요일

시 간		강 의 내 용	강 사	비 고
11:00-12:00		접수 및 안내		
12:00-13:00		점심 시간 / 생명의 밥상 체험		
13:00-14:00	1	개강 의례: 개강인사, 진행자 소개 생명의 밥상이란?		
14:00-16:00	2	개강 특강: 난임의 원인과 태훈		
16:00-18:00	2	물. 소금. 생리 활성 물질		
18:00-19:00		저녁 시간 / 감식		
19:00-20:00	1	풍욕과 도인법 / 이론과 실습		
20:00-21:00	1	우리 몸 바로 알기 / 냉·온욕법		
21:00-22:00	1	풍욕 / 도인법 실습		
22:00-05:00		수 면		

2일차 목요일

시 간		강의내용	강사	비고
05:00-06:00	1	풍욕 / 도인법 실습		
06:00-07:00	1	냉·온욕 실습 / 남		
	1	냉·온욕 실습 / 여		
07:00-08:00		휴식 / 산책		
08:00-10:00	2	식생활과 난임의 원인		
10:00-12:00	2	난임치유 식생활론		
12:00-13:00		휴식 / 산책		
13:00-14:00	1	명상 요가		
14:00-16:00	2	조별 개별 상담 교육		
	2	명상요가		
16:00-18:00	2	조별 개별 상담 교육		
	2	명상요가		
18:00-19:00		휴식 / 산책		
19:00-21:00	2	난임 치유식 만드는 법 / 이론		
21:00-22:00	1	풍욕 / 도인법		
22:00-05:00		수 면		

3 일차 금요일

시 간		강의내용	강사	비고
05:00-06:00	1	풍욕 / 도인법 실습		
06:00-07:00	1	냉·온욕 실습 / 남		
	1	냉·온욕 실습 / 여		
07:00-08:00		휴식 / 산책		
08:00-10:00	2	치유식 만들기 / 실기 1. 법제수 만들기, 2. 햇살미음 조리법		
	2	보조 강사		
10:00-12:00	2	난임의 원인 / 옷과 집		
12:00-13:00		휴식 / 산책		
13:00-14:00	1	명상 요가		
14:00-16:00	2	난임의 원인 / 옷과 집		
16:00-18:00	2	치유식 만들기 / 실기 3. 생채식 조리법		
	2	보조 강사		
18:00-19:00	2	휴식 / 산책		
19:00-21:00	1	한국인의 경쟁력과 출산 문화		
21:00-22:00	1	풍욕 / 도인법		
22:00-05:00		수 면		

4 일차 토요일

시 간		강의내용	강 사	비 고
05:00-06:00	1	풍욕 / 도인법 실습		
06:00-07:00	1	냉·온욕 실습 / 남		
	1	냉·온욕 실습 / 여		
07:00-08:00		휴식 / 산책		
08:00-10:00	2	치유식 만들기 / 실기 4. 충전미음 조리법		
	2	보조 강사		
10:00-12:00	2	합장수련 40분 / 겨자 찜질법		
12:00-13:00		휴식 / 산책		
13:00-14:00	1	명상 요가		
14:00-16:00	2	아이의 운명, 엄마의 먹거리가 결정한다.		
16:00-18:00	2	난임 치유식 만들기 / 실기 5.바지락 미역국, 6.미생물 김치국		
	2	보조 강사		
18:00-19:00		휴식 / 산책		
19:00-21:00	2	정체성 회복과 건강		
21:00-22:00	1	풍욕 / 도인법		
22:00-05:00		수 면		

5 일차 일요일

시 간		강의내용	강 사	비 고
05:00-06:00	1	풍욕 / 도인법 실습		
06:00-07:00	1	냉·온욕 실습 / 남		
	1	냉·온욕 실습 / 여		
07:00-08:00		휴식 / 산책		
08:00-10:00	2	난임 치유식 만들기 / 실기 7. 익모탕, 익부청 만드는 법		
	2	보조강사		
10:00-12:00	2	식생활 종합 정리		
12:00-13:00		보호식		
13:00-15:00	2	몸 만들기 종합정리		

* 일정은 사정에 따라 약간의 변동이 있을 수 있음.

출산의 기적
흙이 생명이다

발행일	2025년 4월 16일
저 자	정운천
편 집	스타박스
발행인	신정범
디자인	신정범, 최지현
펴낸곳	위메이크북
주 소	서울시 성북구 화랑로211 성북벤처창업지원센터 209호
ISBN	979-11-94781-02-8 03380
가 격	20,000원

*저작권법에 의해 보호를 받는 저작물이므로 무단 전재와 복제를 금합니다.